Bernadett Gera

Finger Qigong

Einfache und schnelle Hilfe durch Übungen für die Hände

IRISIANA

INHALT

Einleitung

Einst überlebenswichtig, spielen Hände und Finger auch heute noch eine sehr wichtige Rolle – sei es für die unzähligen Tätigkeiten des Alltags oder für soziale Begegnungen. Wir verwenden sie, wenn wir jemandem zuwinken, die Hand geben und Freunde und Familie umarmen. Wir benötigen sie, um einkaufen zu gehen, den Haushalt zu erledigen, unseren Beruf auszuüben und uns zu versorgen. Rhetorikseminare betonen die Wichtigkeit der Gestik, da wir mit den Händen alles Gesagte unterstreichen oder abschwächen sowie im Alltagsleben unsere Gefühle und Gedanken ausdrücken können.

Dass einzelne Bereiche der Hände und Finger in enger Verbindung mit anderen Körperbereichen und Organen stehen, ist uns meist gar nicht so bewusst. Auch dass wir, wenn wir die Hände nach einem Sturz auf die schmerzende Stelle legen, hierdurch Energie in den betroffenen Körperbereich senden, ist vielen Menschen unbekannt. So legen beispielsweise Mütter ihren Kindern bei Blähungen die Hand auf den Bauch, um die Beschwerden durch Zufuhr von positiver Energie zu lindern. Wir handeln intuitiv auf die richtige Art und Weise, auch wenn uns die komplexen energetischen Zusammenhänge, die dahinterliegen, in dem Moment nicht klar sind.

Es ist schön zu sehen, wie das Interesse an einem ganzheitlichen Betrachtungsansatz des menschlichen Körpers und seiner Umgebung wächst – und auch das Verständnis für diese Zusammenhänge nimmt zu. Umfangreiches Wissen, dessen Wurzeln in alte Kulturen zurückreichen, verknüpft sich in den letzten Jahrzehnten immer stärker mit naturwissenschaftlichen Erkenntnissen und Erfahrungen und wird neu belebt. Es ist wundervoll, tiefer und tiefer in die Zusammenhänge unseres Körpers und der Welt einzutauchen und damit unser Leben viel umfassender begreifen zu können. Wir lernen wieder, uns selbst jederzeit und unkompliziert zu helfen. Mit dem vorgestellten Finger-Qi-

gong ist das selbst in einer so kurzen Zeit wie dem Warten auf öffentliche Verkehrsmittel möglich. Es ergänzt dadurch andere Möglichkeiten der Selbstbehandlung perfekt.
Da ich mit traditioneller fernöstlicher Medizin aufgewachsen bin und von klein auf erfahren habe, dass jegliche Beschwerden leicht und ohne Nebenwirkungen mit einfachen Mitteln wie beispielsweise Kräutern oder Akupunktur und Akupressur gelindert werden können, freut es mich umso mehr zu sehen, dass immer mehr Menschen zu diesen natürlichen, jederzeit vorhandenen Mitteln greifen. Das Finger-Qigong bietet jedoch weitaus mehr – es lindert und verhindert nicht nur Beschwerden, es macht auch Spaß: Klein und Groß können sich selbst auf spielerische und unglaublich einfache Art damit etwas Gutes tun. Im Gegensatz zu anderen Übungssystemen, die mit der allumfassenden Lebensenergie (Qi) arbeiten, müssen Sie noch nicht einmal viel Zeit opfern – Sie können die Übungen einfach zwischendurch machen und sie damit perfekt in jeden Alltag integrieren, ohne an anderer Stelle Zeit einsparen zu müssen. Nehmen Sie sich einige Minuten Ihrer Mittagspause und unterstützen Sie innerhalb kürzester Zeit Ihre Gesundheit und Vitalität. Mit dem Finger-Qigong liegt Ihr Wohlbefinden sprichwörtlich in Ihrer eigenen Hand.

Ich hoffe, dass Ihnen die hier vorgestellten Übungen Freude bereiten und Sie möglichst lange geistig und körperlich fit halten.

Mit herzlichen Grüßen
Bernadett Gera

氣

KAPITEL 1

QIGONG FÜR DIE FINGER

„Die Hand ist das Wunderwerk aller Werkzeuge. Sie ist ein Wunderwerk."

ARISTOTELES

Was ist Qigong?

Das Werk *Huangdi Neijing Suwen* (dt. Titel: Der innere Klassiker des gelben Kaisers) aus dem 2./3. Jahrhundert v. Chr. gilt als die älteste schriftliche Aufzeichnung, in der Qigong im heutigen Verständnis erstmals erwähnt wird, wobei eine Beschreibung bestimmter Qigong-Übungen bereits im 6. Jahrhundert v. Chr. niedergeschrieben wurde. Bei Qigong handelt es sich um eine Energiearbeit, die Zugang zu feinstofflichen Energien bietet und bei regelmäßiger Übung ein physisches, emotionales und mentales Wohlergehen herzustellen vermag. Hauptsächlich wurde es in taoistischen und buddhistischen Klöstern im alten China unter strikter Geheimhaltung weitergegeben.

Qigong offenbart ein umfangreiches und detailliertes Wissen über die zentrale Kraft allen Lebens, seine Aktivierung, Stärkung und ausgeglichene Verteilung im physischen Körper. Die Fähigkeit zur Selbstheilung wird dadurch unerschöpflich. Der freie Energiefluss im Körper wird gefördert und Yin- und Yang-Kräfte des Körpers in ein dynamisches Gleichgewicht gebracht. Hierauf weisen auch die Schriftzeichen hin, aus denen der Begriff Qigong besteht. Qigong bedeutet frei übersetzt die Fähigkeit, mit der Lebensenergie zu arbeiten.

Beginnt man, ein sensibles Empfinden für feine Energien zu entwickeln, ist es möglich, Krankheiten und Beschwerden bereits entgegenzuwirken, wenn noch keine messbaren Symptome festgestellt werden können. Einen Zusammenhang zwischen erkrankten Organen und den jeweiligen Leitbahnen (siehe Seite 16) wies unter anderem der Arzt Ioan Dumitrescu in seinen interessanten Forschungen nach. Einige dieser wichtigen Leitbahnen beginnen und enden an den Fingern. Daher verwundert es nicht, dass in verschiedenen Qigong-Arten stets Fingerübungen enthalten waren. Das Finger-Qigong selbst besteht aus einer Sammlung wichtiger bewegter Übungen aus verschiedenen traditionellen Quellen und beinhaltet zudem einige Massagetechniken, mit denen ebenfalls positiv auf die Gesundheit eingewirkt werden kann.

Während der politischen Unruhen des letzten Jahrtausends wurde Qigong in China immer weiter in den Hintergrund gedrängt und zeitweise sogar verboten. Die westliche Medizin gewann bis 1949 immer mehr an Bedeutung und erfuhr ihren Höhepunkt in der Guo-Ming-Dan-Regierung, die die traditionelle chinesische Medizin und damit auch Qigong als Aberglauben abtat und verbot. In der etwa zehnjährigen Kulturrevolution bis 1976 wurden viele Wissensträger in Arbeitslager gebracht oder getötet. Nach einem Aufruf Mao Zedongs, der 1950 auf der nationalen Gesundheitskonferenz die Meinung vertrat, man könne dem Volk besser dienen, wenn sich westliche und chinesische Medizin verbinden, lockerte sich die Situation ein wenig. Ab 1978 begann sich Qigong wieder zu etablieren.

Heutzutage existieren noch einige Hundert Qigong-Stile, und ihre Verbreitung im Westen nahm in den letzten Jahrzehnten sehr zu. Besonders die hier vorgestellten Übungen des Finger-Qigong erfreuen sich immer größerer Beliebtheit. Sie können entweder eigenständig praktiziert oder mit anderen Formen der Energiearbeit, wie beispielsweise Heilströmen, kombiniert werden.

Die Wirkungen des Finger-Qigong

Die Wirkungen, die man über die Finger auf den gesamten Organismus ausüben kann, sind äußerst vielfältig und wurden inzwischen durch viele wissenschaftliche Studien bestätigt. Obwohl die Übungen unglaublich einfach und sanft sind, ist ihre heilende Kraft bei regelmäßigem Üben enorm. Durch Stimulieren wichtiger Energiepunkte (Akupunkturpunkte) und Energieleitbahnen (Meridiane) ist es möglich, bei Beschwerden gezielt auf die entsprechenden Organe und Körperbereiche einzuwirken und schnell Linderung zu schaffen. Durch die Berührung unterschiedlicher Finger oder auch derselben einer jeden Hand verbindet man bestimmte Energiekreisläufe des Körpers miteinander und wirkt auf den Qi-Fluss, den Fluss der stärkenden Lebensenergie, ein. Auch die Durchlässigkeit der Handgelenke für einen freien Qi-Fluss von den Laogong-Punkten zum restlichen Teil des Körpers wird beim Finger-Qigong gefördert. Bei den sogenannten Laogong-Punkten (siehe Seite 26) handelt es sich um wichtige Energiepunkte in den Handflächen, durch die der Körper verstärkt Energie aufnehmen und abgeben kann.

Weiter stärkt das Finger-Qigong die Koordinations-, Konzentrations- und Denkfähigkeit und fördert die Verbindungen zwischen rechter und linker Gehirnhälfte. Die Synchronisierung der linken und rechten Gehirnwellen, die hierbei unterstützt wird, ist ein Aspekt der positiven Wirkung bei Erkrankungen und Beschwerden. Der Grund liegt darin, dass erwiesenermaßen verstärkt Selbstheilungskräfte aktiviert werden, sobald die Gehirnzellen der rechten und linken Hälfte synchron in einer bestimmten Frequenz schwingen. Diese Synchronisierung kann mit dem Finger-Qigong gefördert werden – und nebenbei lassen sich auch ihre weiteren Auswirkungen, wie beispielsweise ein erhöhtes Bewusstsein, nutzen.

Durch Finger-Qigong werden Nerven- und Muskelzellen gestärkt, was unter anderem die Reaktions- und geistige sowie körperliche Leistungsfähigkeit fördert. Neben dem Gehirn wirkt sich das Finger-Qigong auch stärkend auf alle inneren Organe aus. Es ist möglich, den Körper allgemein und prophylaktisch zu stärken, oder aber mit bestimmten Übungen gezielt gesundheitlichen Beschwerden und Erkrankungen entgegenzuwirken und sie zu lindern. Neben Organbeschwerden eignet sich Finger-Qigong auch sehr gut bei psychosomatischen Problemen und Stress und sorgt für eine bessere Schlafqualität. Es belebt das gesamte Immun- und Kreislaufsystem, fördert die Durchblutung und entspannt unter anderem über die daraus resultierende Wärmeentwicklung. Zudem stärkt es den Stoffwechsel und aktiviert den Lymphfluss.

Menschen, die einer Bürotätigkeit nachgehen, loben die Übungen, weil sie Müdigkeit und Antriebslosigkeit entgegenwirken und „fitter im Kopf" machen.

Anstehende Arbeiten können dadurch mit weniger Aufwand und Anstrengung in kürzerer Zeit erledigt werden.
Auch Symptome des sogenannten Karpaltunnelsyndroms können gemindert werden, das mit Schmerzen und Taubheit in den Fingern verbunden ist. Es entsteht, wenn der Mittelnerv am Handgelenk immer mehr eingeklemmt wird, und wird meist durch monotone Tätigkeiten wie Tippen – zum Beispiel am Computer – hervorgerufen.
Musiker, Künstler und Sportler freuen sich über eine Steigerung des Körperbewusstseins sowie eine Steigerung und Bewahrung der manuellen Geschicklichkeit durch Finger-Qigong.
Eine Freundin von mir macht mit ihrer Tochter vor den Hausaufgaben einige Übungen und berichtet, dass diese ihre Aufgaben seitdem schneller und besser lösen kann. Diese Erfahrung bestätigte mir eine befreundete Grundschullehrerin, die die Übungen in ihren Unterricht einbaute und inzwischen regelmäßig anwendet.
Ältere Menschen können ebenfalls sehr von den Übungen profitieren – Alzheimer kann entgegengewirkt, etliche andere Beschwerden können gelindert werden. Besonders die Massagetechniken können schmerzlindernd wirken, auch wenn die entsprechende Übung selbst anfangs gelegentlich als schmerzhaft empfunden wird.
Wenn Sie während der Massage ein unangenehmes Empfinden verspüren, ist dies meist kein Grund zur Besorgnis: Wenn sich eine Qi-Blockade oder Stauung im Körper löst, ist dies leider anfangs häufig mit einem unangenehmen Empfinden gekoppelt. Genauso schmerzt die Körperstelle besonders, an der die Energieleitbahn (Meridian) verläuft, in welcher ein Energieungleichgewicht besteht, beziehungsweise die Stelle, die energetisch mit einem sich im Ungleichgewicht befindenden Körperbereich verknüpft ist. (Dies gilt natürlich nicht für Schmerzen, die aufgrund einer Verletzung an Händen und Fingern auftreten. Liegt eine Verletzung oder Erkrankung an Händen oder Fingern vor,

sollten Sie auf das Finger-Qigong verzichten, bis diese abgeklungen ist.) Je stärker die Disharmonie, desto schmerzhafter die Körperstelle. Sobald die entsprechende Energiestörung ausgeglichen ist, wird die jeweilige Körperstelle nicht mehr schmerzen oder unangenehm auffallen.

Eine schmerzlindernde Wirkung der Übungen kann manchmal auch unmittelbar festgestellt werden und wird durch die Ausschüttung von Endorphinen, sogenannten Glückshormonen, begünstigt. Weiter kann man gelegentlich beobachten, dass sich die Ausscheidungen über Haut, Niere und Darm bei einer regelmäßigen Finger-Qigong-Praxis anfangs erhöhen. Auch dies stellt keinen Grund zur Besorgnis dar, sondern ist lediglich ein Ausdruck davon, dass der Körper Giftstoffe entfernen möchte.

Wann sollte Finger-Qigong nicht angewendet werden?

Finger-Qigong kann grundsätzlich von jedem Menschen zu jeder Tages- und Jahreszeit praktiziert werden. Lediglich die Massageübungen sollten während der Schwangerschaft nicht fest, sondern nur sehr leicht und sanft und in Rücksprache mit einem Arzt oder Therapeuten durchgeführt werden. (Dies gilt auch für Krebserkrankungen.) Alle anderen Übungen sind empfehlenswert, unterstützen das Energiegleichgewicht des Körpers und damit auch die gesunde Entwicklung des Kindes im Mutterbauch. Bei Risikoschwangerschaften lassen Sie die Massagetechniken bitte ganz weg.

Liegen schwere Herz-Kreislauf-Erkrankungen vor, sollten Sie die Massagetechniken ebenfalls auslassen und auf die bewegten Übungen ausweichen. Bei infektiösen Hautkrankheiten oder Verletzungen der Hand sollten Sie das Finger-Qigong nicht praktizieren, bis die Beschwerden abgeklungen sind.

Die Anatomie unserer Hand

Die menschliche Hand besteht aus 27 Knochen und zählt zu den beweglichsten Teilen des Körpers. Es ist erstaunlich, dass sich knapp ein Viertel, genauer gesagt 54 der rund 200 Knochen des gesamten menschlichen Körpers in unseren beiden Händen wiederfindet. Hier verbinden sich die acht Handwurzelknochen mit den beiden Unterarmknochen zum Handgelenk, die fünf langen Mittelhandknochen stützen und stabilisieren die Handfläche. Die Handwurzelknochen sind von Bändern umgeben und heißen Haken-, Kopf-, Kahn-, Mond-, Erbsen-, Dreiecks-, kleines und großes Vieleckbein. Sie bilden einen Tunnel, der unter anderem Sehnen und Blutgefäße schützt. Insgesamt verlaufen über 20 Sehnen durch die Handwurzel – man kann sie teilweise sehen, wenn man die Hand fest zu einer Faust ballt und anspannt. Zudem hat jede Hand 14 Fingerknochen: zwei am Daumen und jeweils drei an den Fingern. Jeder Fingerknochen ist wiederum in eine Basis, ein Mittelstück und einen Kopf unterteilt. Auch um sie herum verlaufen Sehnen, Bänder, Blutgefäße und Nerven – in den Fingern selbst finden sich keine Muskeln.

An den vielfältigen Bewegungen, die mit der Hand durchgeführt werden können, ist in etwa der Hälfte der Fälle der Daumen beteiligt. Ihm kommt im Vergleich zu den anderen Fingern eine Sonderstellung zu. Der Daumen besteht aus neun Einzelmuskeln, und die Hirnareale, die für ihn verantwortlich sind, sind größer und stärker entwickelt als die der anderen Finger. Gut 30 Muskeln sind für die Bewegungen der Finger und der Handwurzel zuständig und verbinden Hände und Unterarme miteinander. Die Muskeln in der Handfläche unterstützen die Bewegungen der einzelnen Finger. Die Kugelgelenke an Mittelhandknochen und Fingern unterstützen die Bewegungsfreiheit der Finger – alles in allem ist die Hand tatsächlich ein wahres Wunderwerk.

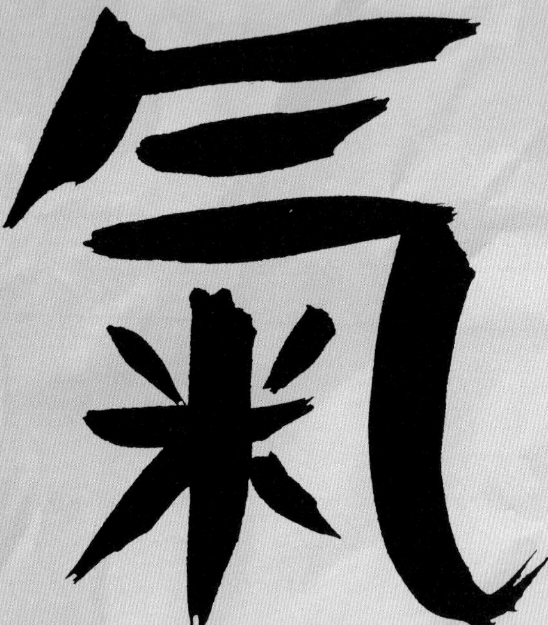
氣

KAPITEL 2

MERIDIANE UND AKUPUNKTURPUNKTE

„Alles Schwierige hat seinen Ursprung im Leichten – und alles Große im Kleinen."

LAOTSE

Die Meridiane

Viele wichtige Energieleitbahnen (Meridiane) beginnen und enden an den Fingern. Diese werden durch das Finger-Qigong stimuliert und gestärkt, was wiederum den Qi-Fluss in der jeweiligen Leitbahn und im gesamten Körper begünstigt. Das Qi können Sie sich als grundlegende Energie und alles durchdringende Lebenskraft vorstellen, die allgegenwärtig auf fein- und grobstofflicher Ebene wirkt, in unterschiedlichen Frequenzen schwingt und daher auch in unterschiedliche Qi-Arten unterteilt wird. Um seine eigene Gesundheit und Vitalität zu stärken, sollte man stets darauf achten, das sogenannte nachgeburtliche Qi aufzuladen. Reichert man es durch Bewegungsformen wie Qigong, förderliche Atmung und die richtige Ernährung an, wird wesentlich weniger von dem sogenannten vorgeburtlichen Qi verbraucht, dessen Stärke unter anderem unsere Lebenserwartung und -qualität bestimmt.

Die Energieleitbahnen, in denen das Qi durch unseren Körper fließt, können womöglich am besten beschrieben werden, wenn man sich die Organe als Städte und die Leitbahnen als Flüsse und Landstraßen vorstellt, die diese Städte verbinden und das ganze Land – den Körper – in einer Endlosschleife durchfließen und nähren. Die Verlaufsbahnen sind festgelegt und bei jedem Menschen in gleicher Weise vorhanden. Ihre Tiefe entsteht unter anderem als Reaktion auf die Umgebung. So nähern sie sich bei warmem Wetter der Hautoberfläche an (nach außen strebende, aktive Yang-Kraft), während sie sich bei kaltem Wetter weiter in das Körperinnere zurückziehen (passive und speichernde Yin-Kraft). Sie verbinden die untere und obere, linke und rechte sowie die innere und äußere Ebene des Körpers miteinander. Diese Verbindung unterstützt die Kommunikation und Verbindung der feinstofflichen und grobstofflichen Anteile des Körpers untereinander sowie mit der Umwelt.

Energetisch sind die Leitbahnen eng miteinander verwoben; einige hochrangige Wissenschaftler vertreten die Meinung, dass sie die elektromagnetischen

Prozesse des Körpers steuern. Dass eine Veränderung der elektrischen Eigenschaften des Körpers, wie sie beispielsweise durch das Finger-Qigong auftritt, zu einer Verbesserung des Gesundheitszustands beitragen kann, bestätigt sich unter anderem in den Arbeiten des Radiologen Björn Nordenström.
Man unterscheidet zwischen zwölf symmetrisch verlaufenden Hauptmeridianen mit kleineren Abzweigungen, die ebenfalls symmetrisch im Körper verlaufen und denen die zwölf wichtigsten Organe zugeordnet sind. Diese bilden ihrerseits sogenannte Organpaare, die in der traditionellen Medizin zusammen diagnostiziert und als Einheit behandelt werden. Yin und Yang benötigen einander, um sich auszugleichen. So wirken sich die sogenannten Yang-Organe jeweils unterstützend auf die Yin-Organe aus. Die Yin-Organe (Zang), auch Speicherorgane genannt, sind Herz, Lunge, Leber, Niere, Milz und Perikard. Zu den Yang-Organen (Fu) zählen Dünndarm, Dickdarm, Gallenblase, Blase, Magen und Dreifach-Erwärmer. Im Folgenden werden die Meridiane vorgestellt, die über die Finger und Hände verlaufen. Die Yang-Meridiane Dünndarm, Dreifach-Erwärmer und Dickdarm beginnen, die Yin-Meridiane Herz, Lunge und Perikard enden an den Fingern.

Weitere Energieleitbahnen des Körpers sind:

- Magen- und Milzmeridian (Element Erde)
- Nieren- und Blasenmeridian (Element Wasser)
- Leber- und Gallenblasenmeridian (Element Holz)

Auf sie beziehungsweise auf die energetisch am stärksten mit ihnen verbundenen Organe kann besonders durch die Massageübungen eingewirkt werden. Wenn Sie Ihre Beschwerden in den Beschreibungen eines bestimmten Meridians und Fingers wiedererkennen, ist es empfehlenswert, besonders die Übungen auszuführen, an denen vorwiegend der jeweilige Finger beteiligt ist (die Übungen finden Sie ab Seite 52). Sie können zusätzlich auch die Beschreibungen der Akupunkturpunkte ab Seite 22 auf Ihre individuellen Beschwerden hin durchgehen.

LUNGENMERIDIAN (DAUMEN, YIN-ENERGIE)

Man sagt, dass der Lungenmeridian unter anderem über das Qi herrsche, die Körperseele (Po) beherberge und für den Strukturaufbau und organischen Rhythmus im Körper zuständig sei. Alles, was von außen in den Körper eindringt, wird durch die Lungenenergie gereinigt und auf körperlicher, seelischer und geistiger Ebene an der wirkungsvollsten Stelle platziert. Zusammen mit dem Dickdarm, mit dem die Lunge ein Organpaar bildet, ist sie für den Energieaustausch und die Ausscheidung von sogenanntem negativem Qi verantwortlich.

Der Sitz des Abwehr-Qi befindet sich in der Lunge, die damit eine entscheidende Schutzfunktion für den Körper einnimmt. Ein Mensch mit ausgeglichener Lungenenergie steht dem Leben zwar offen gegenüber, besitzt jedoch auch die Fähigkeit, sich gegenüber Bedrohungen abzugrenzen. Körperliche Symptome einer Lungen-Energieschwäche sind Atemwegserkrankungen (Husten, Asthma, Bronchitis), Hauterkrankungen (Akne, Neurodermitis, Schuppenflechte, trockene, helle, empfindliche und/oder spröde Haut, gestörte Wundheilung, Ekzeme), Schwellungen, wiederkehrende Entzündungen, Infektanfälligkeit, empfindliche Schleimhäute, Verstopfung, trockener und harter Stuhl, ausgetrocknete Nasenschleimhäute, Stimmband- oder Nebenhöhlenprobleme, Heiserkeit, innere Unruhe, eine leise Stimme, häufiger Schluckauf und Krämpfe bei Kindern. Auf psychischer Ebene zeigt sich die Lungen-Energieschwäche in Rückzug, Schuldgefühlen, Melancholie und Traurigkeit.

Wenn Sie bemerken, dass Ihr Daumen oder Daumenballen eine blaue Färbung aufweist, kann dies auf einen Energiestau in den Lungen hinweisen, so wie alle Beschwerden und Schmerzen im Daumenbereich in den meisten Fällen auf ein Energieungleichgewicht im Lungenmeridian hinweisen. Eine

Rotfärbung hingegen weist meist auf Energieungleichgewichte hin, die durch übermäßige Emotionen entstanden sind.

DICKDARMMERIDIAN (ZEIGEFINGER, YANG-ENERGIE)

Wie die Lunge ist auch der Dickdarm für die Ausscheidung nicht verwertbarer Stoffe zuständig. Während die Lunge feinstoffliche Energie aufnimmt und abgibt, ist der Dickdarm für grobe Stoffe zuständig. Auf geistiger Ebene wird ein harmonisierter Dickdarmmeridian mit der Fähigkeit in Verbindung gebracht, negative Emotionen und Gedanken loszulassen. Störungen im Energiegleichgewicht des Dickdarms können sich in Hautkrankheiten, Juckreiz, beginnender Erkältung, verstopfter oder geschwollen wirkender Nase, Überempfindlichkeit der oberen Atemwege, beeinträchtigtem Geruchssinn, blasser Haut mit einer Neigung zu Entzündungen, frontalen Kopfschmerzen, Schmerzen und Beschwerden bei Daumenbewegungen, Blässe, Benommenheit, Hämorrhoiden und auf seelischer Ebene in Antriebslosigkeit widerspiegeln.

HERZMERIDIAN (KLEINFINGER, YIN-ENERGIE)

Der Herzmeridian ist für die Kontrolle des Kreislaufsystems und des Blutes zuständig. Er sorgt als „leitender Beamter" für ein emotionales Gleichgewicht sowie die Fähigkeit, Gedanken klar zu formulieren und auszudrücken. Man sagt, dass das Herz den Menschen von der Mitte aus steuere und aufgenommene und „verdaute" Einflüsse in körpereigene Stoffe umwandle. Eine harmonisierte Herzenergie hilft dabei, Vorsätze zielgerichtet und erfolgreich in die Tat umzusetzen, wobei sie die hierfür nötige Kraft aus der Leberenergie bezieht. Werden Pläne nur geschmiedet und dann nicht in die Tat umgesetzt, schwächt dies die Energie des Herzens. Symptome für ein Energieungleichgewicht im Herzmeridian sind Störungen im Geschmacksempfinden, Sprachstörungen (Stottern, langsame und unklare oder schnelle und sich verhaspelnde Sprache), Reizbarkeit, Herzbeschwerden, feuchte Handflächen, schnelle Ermüdbarkeit, Schlafstörungen, Durchschlafstörungen (besonders gegen 3 Uhr morgens), Blutdruckschwankungen, Schweiß, Kurzatmigkeit, Schwindelanfälle, Benommenheit, Psychosen, Suchtverhalten, Bewusstseinsstörungen, Epilepsie, Unruhe, Hysterie, innere Unsicherheit und Schreckhaftigkeit.

DÜNNDARMMERIDIAN (KLEINFINGER, YANG-ENERGIE)

Der Dünndarmkreislauf unterstützt den Herzkreislauf in der Verarbeitung innerer und äußerer Eindrücke und ist daher auch bei Schockzuständen wichtig. Auf physischer Ebene nimmt er Stoffe aus der Nahrung auf und stellt sie dem Blut und damit dem Herzen zur Verfügung. Es gibt Wissenschaftler, die die Meinung vertreten, im Dünndarm werde das Blut unseres Kreislaufsystems erzeugt. Verdauungsbeschwerden, Reizdarmsyndrom, Kinnschwellungen, kalte Hände und Füße, Kopfschmerzen im Hinterkopfbereich, Kreuzschmerzen, Menstruations- und gynäkologische Probleme, Krämpfe, Ohrgeräusche, Taubheit und Verständnisschwierigkeiten können auf ein Energieungleichgewicht hindeuten.

PERIKARD- BZW. HERZBEUTELMERIDIAN (MITTELFINGER, YIN-ENERGIE)

Der Perikardmeridian hat hauptsächlich die Aufgabe, die Herzenergie vor negativen äußeren und inneren Einflüssen zu schützen und dabei zu helfen, die eigenen Absichten umzusetzen. Seine Schutzfunktion tritt besonders bei Lampenfieber, Aufregung und Erregung auf. Ist die Energie des Perikardkreislaufs im Ungleichgewicht, können Kopfschmerzen im Scheitelbereich, Herzklopfen, Schwellungen in den Achselhöhlen, Rötungen im Hals-, Gesichts- und Schulterbereich, Schmerzen im Bereich des Herzens, emotionale oder sexuelle Gefühlskälte oder Überaktivität, Erschöpfungszustände, Kurzatmigkeit, Engegefühl im Brustbereich, Fehlfunktionen des Blutkreislaufs (zum Beispiel schwankender Blutdruck) oder starke Beeinflussbarkeit auftreten.

DREIFACH-ERWÄRMER-MERIDIAN (RINGFINGER, YANG-ENERGIE)

Der Dreifach-Erwärmer kann anatomisch keinem Organ zugeordnet werden. Die Chinesen bezeichnen ihn als ein Organ, das keine Form habe. Er schützt alle anderen Meridiane (beziehungsweise das Innere vor äußeren Einflüssen), wirkt sich auf sämtliche Organe aus und reguliert das Nervensystem und den Flüssigkeitshaushalt. Gemäß traditioneller Überlieferung wird über ihn ein Teil des vorgeburtlichen Qi auf drei Körperebenen verteilt.

Man unterteilt den Dreifach-Erwärmer in den oberen Erwärmer im Brustbereich (Herz, Perikard, Lunge), den mittleren Erwärmer im Bauchbereich unterhalb des Zwerchfells (Magen, Milz-Pankreas, Leber, Gallenblase) und den unteren Erwärmer in der Beckenregion (Dünn- und Dickdarm, Blase, Nieren, Sexualorgane, teilweise Leber). Er verbindet die drei Ebenen des Körpers sowie die lebensnotwendigen Funktionen von Atmung, Kreislauf, Verdauung, Ausscheidung und Sexualität. Zudem sorgt er für ein ganzheitliches Energiegleichgewicht des Menschen und ein harmonisiertes Zusammenspiel seiner Organe.

Ein Energieungleichgewicht kann eine breite Vielfalt an Beschwerden verursachen, darunter seitliche Kopfschmerzen, Störungen im Wärme- oder Hormonhaushalt, Wassereinlagerungen, Krämpfe, Bauch- und Unterleibsbeschwerden, Neigung zu Allergien (vor allem im Hals- und Nasenbereich) und Schwellungen der Lymphknoten, verstärkte Empfindlichkeit von Nasen- und Halsschleimhäuten, Schmerzanfälligkeit, Neigung zu häufigen und lang andauernden Erkältungen, Taubheitsgefühl im hinteren Bereich der Armseiten, Tendenz zu übermäßigem Misstrauen gegenüber Mitmenschen, Anpassungsschwierigkeiten und übertriebene Vorsicht. Bei Frauen tritt ein Energieungleichgewicht in diesem Meridian häufig während der Wechseljahre auf.

Die Akupunkturpunkte

Wichtige auf diesen Leitbahnen liegende Akupunkturpunkte werden durch die Übungen ebenfalls stimuliert, was sich heilsam auf die Körperbereiche und Organe auswirkt, mit denen sie energetisch in Verbindung stehen. Oftmals bezeichnet man diese Energiepunkte auch als Eingänge („Tore") in die Meridiane. Gleichzeitig führt eine Stimulierung der Punkte zu einer Produktion von Endorphinen und entzündungshemmendem Cortisol – eine Wirkung, die Körperpunkte, welche nicht auf dem Meridiansystem liegen, meist nicht haben. Im Folgenden werden einige wichtige Akupunkturpunkte beim Finger-Qigong samt den Beschwerden genannt, bei denen sie verstärkt angewendet werden können. Wenn Sie sich an einer Stelle wiederfinden, können Sie gerne zusätzlich zu den Hauptübungen – oder auch unabhängig davon – den jeweiligen Punkt behandeln (siehe Beschreibung Seite 47/48). Auf einige Punkte wird aufgrund ihrer Bedeutsamkeit auch explizit in den Übungen hingewiesen. Bei akuten Beschwerden können Sie die Behandlung mehrmals täglich durchführen, bei chronischen Problemen hat es sich bewährt, jeweils einen Tag Pause zwischen dem Massieren der Punkte zu lassen.

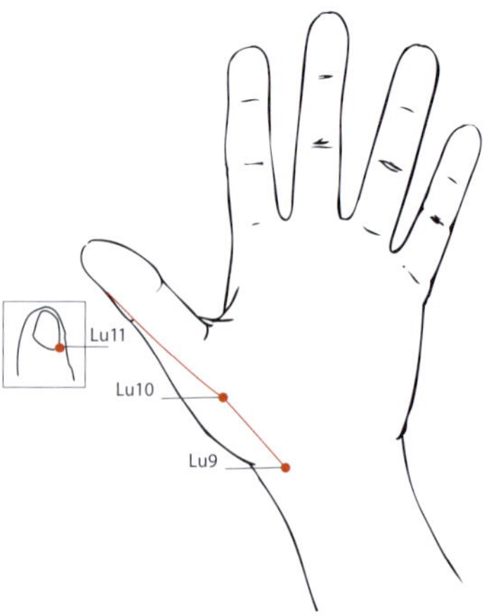

ENERGIEPUNKTE AUF DEN MERIDIANEN

- Stimulation von Lunge 9 (Lu9, Taiyuan): unterstützend bei trockenen Schleimhäuten, Husten, akuten Atemwegserkrankungen, Asthma, Stimmverlust sowie Herzschmerzen (leichte bei Ruhe, starke bei Bewegung); wichtiger Punkt bei Traumata, Vergiftungen, Atemstillstand und allgemeiner Erschöpfung

- Stimulation von Lunge 10 (Lu10, Yuji): in alten Schriften als sehr wichtiger Punkt hervorgehoben, der das Lungen-Qi stärkt und den Magen harmonisiert; gut bei Infekten (schweißtreibend), Asthma, Heiserkeit, Husten mit Brechreiz, Sehnenscheidenentzündung, Appetit- und Essstörungen
- Stimulation von Lunge 11 (Lu11, Shaoshang): wirkungsvoll bei Halsschmerzen und geschwollenem Hals mit zugeschnürter Kehle, Husten, Heiserkeit, Nebenhöhlenentzündungen; unterstützend auch bei Psychosen

- Stimulation von Dickdarm 1 (Di1, Shangyang): gut bei Zahnschmerzen, Zahnfleischentzündung, Taubheit in den Fingern, hohem Fieber, Akne, Stomatitis; wirkt unterstützend auf das Lungen-Qi
- Stimulation von Dickdarm 2 (Di2, Erjian): unterstützt bei Verstopfungen, trockenem Stuhl und Bauchschmerzen
- Stimulation von Dickdarm 3 (Di3, Sanjian): unterstützt bei Verdauungsstörungen, Schwellungen in Fingern und der Hand, Hauterkrankungen, Kehlkopf- oder Mandelentzündungen
- Stimulation von Dickdarm 4 (Di4, Hegu): verstärkt die Bewegung des Blutes und des Qi (daher geeignet unter anderem bei Lähmung einer Muskelgruppe, zum Beispiel nach einem Schlaganfall), fördert das Abwehr-Qi, unterstützt bei Allergien, Nebenhöhlen- und Erkältungskrankheiten (besonders bei beginnender Erkältung), Regelschmerzen; einer der am stärksten schmerzlindernden Punkte des Körpers, daher bei allen Arten von Schmerz unterstützend einsetzbar (die traditionelle tibetische Medizin empfiehlt, diesen Punkt bei Schmerzen etwa zwei Minu-

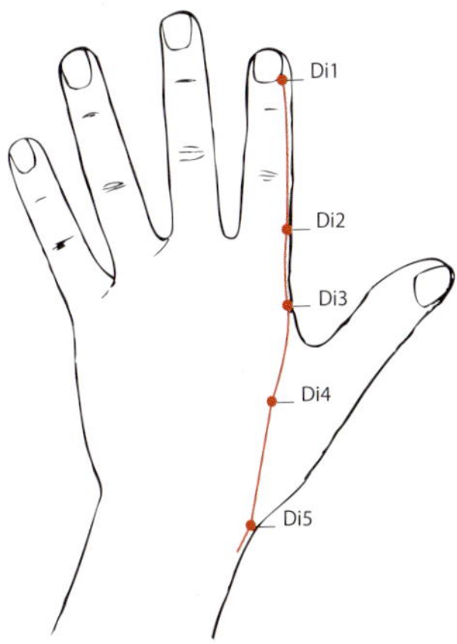

ten lang so zu drücken, dass ein stärkeres Druckgefühl, jedoch kein Schmerz entsteht – dies wird beidseitig ausgeführt und alle 20 Minuten wiederholt, bis sich die Schmerzen lösen); unterstützt bei Trauer, leitet gestaute und schädigende Emotionen aus (Vorsicht: Es kommt vor, dass Verdrängtes und Aufgestautes zum Vorschein kommt – wenn Sie das Gefühl haben, dass Sie dies nicht verkraften können, dann massieren Sie diesen Punkt bitte nicht zusätzlich). Drücken Sie diesen Punkt nicht während der Schwangerschaft, bei Durchfall oder exzessivem Schwitzen!

- Stimulation von Dickdarm 5 (Di5, Yangxi): unterstützt bei Handgelenkbeschwerden, Verdauungsstörungen bei Kindern; weiter kann er durch Einfluss auf das Leber-Qi (Klären des sogenannten Windes) in vielen Fällen von Kopfschmerzen oder Augenbeschwerden hilfreich sein

- Stimulation von Herz 6 (He6, Yinxi): beruhigende Wirkung auf den Geist, hilfreich bei Angstzuständen und Herzstichen
- Stimulation von Herz 7 (He7, Shenmen): unterstützt bei Dauerüberforderung, psychischen Erregungszuständen, Stress, Reizbarkeit, innerer Unruhe, Lampenfieber, Vergesslichkeit, Ängstlichkeit und/oder Schlafstörungen, Depressionen mit Schlafstörungen, vegetativen Herzrhythmusstörungen; beruhigende Wirkung auf den Verstand, Stärkung des Gedächtnisses
- Stimulation von Herz 8 (He8, Shaofu): gut bei rheumatischen Gelenkbeschwerden, Ängstlichkeit, brennenden Handflächen, Trauer; beruhigende Wirkung auf den Geist

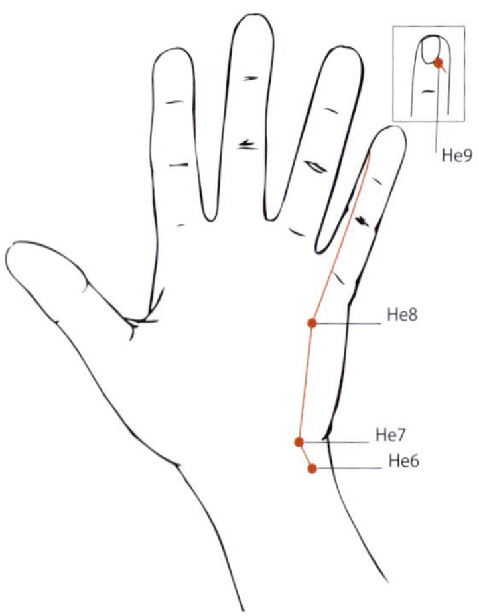

- Stimulation von Herz 9 (He9, Shaochong): unterstützend bei Lampenfieber und Unruhe sowie Ohnmachtsgefühlen aufgrund von Exzessen, Schock, Kollaps

- Stimulation von Dünndarm 1 (Dü1, Shaoze): erhöht Verbindung und Durchlässigkeit von Dünndarm- und Herzmeridian; unterstützt bei Nasenbluten, schlechtem Milchfluss, Kurzatmigkeit und Nackenversteifungen sowie Halsschmerzen
- Stimulation von Dünndarm 2 (Dü2, Qiangu): gut für Augen und Ohren; unterstützend bei Sensibilitätsstörungen der Finger, Entzündungen der Brust in der Stillzeit, Tinnitus, Fieber, Beschwerden an Kiefergelenk oder Kaumuskulatur
- Stimulation von Dünndarm 3 (Dü3, Houxi): beruhigend für den Geist; lindert Rücken- und Nackenschmerzen (reguliert und öffnet den sogenannten Du-Mai-Meridian, dessen Yang-Energie die Haltung des Rückens beeinflusst), fördert die Entspannung der Wirbelsäule; unterstützt bei Nasenbluten, Schwerhörigkeit und Augenentzündungen sowie bei Nachtschweiß, Krämpfen, nach Schlaganfall oder Poliomyelitis, Nervenschmerzen an Finger, Hand, Arm und/oder Schultern, bei Scheitelkopfschmerzen, manischer Depression und Epilepsie
- Stimulation von Dünndarm 4 (Dü4, Wangu): unterstützt bei Arthritis in den Hand- und Fingergelenken, Bewegungseinschränkungen der Finger, ständigem Tränenfluss, Schwäche in den oberen Extremitäten, Brechreiz

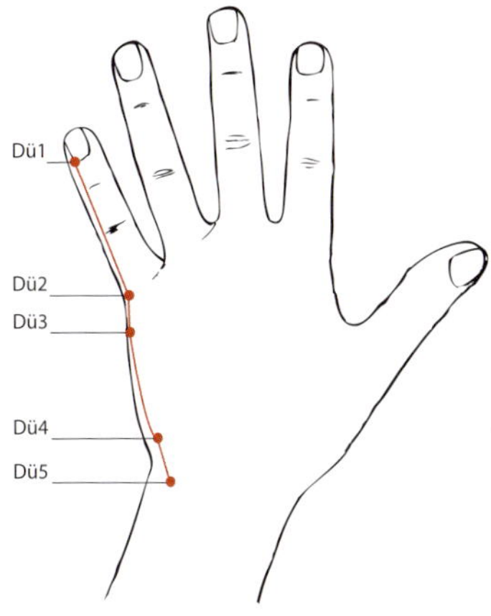

- Stimulation von Dünndarm 5 (Dü5, Yanggu): unterstützt bei Handgelenkschmerzen, Ohrbeschwerden wie Tinnitus oder Schwerhörigkeit, Übererregbarkeit während eines Krankheitsverlaufs, Unruhe

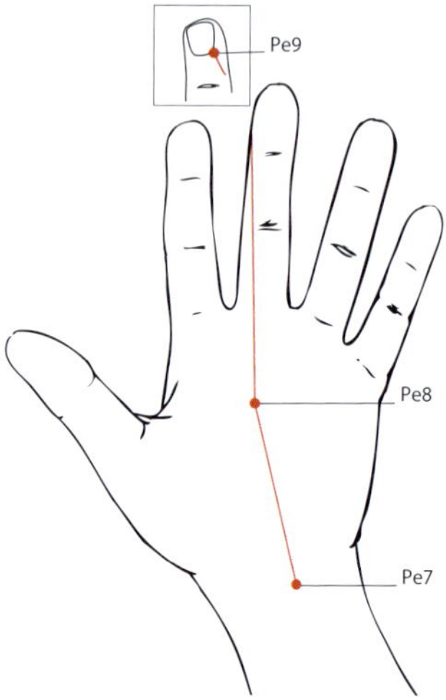

- Stimulation von Perikard 7 (Pe7, Daling): beruhigende Wirkung auf den Geist, harmonisiert Herz- und Magen-Qi, gut bei Ängstlichkeit und nervöser Erschöpfung, Krämpfen, Verwirrtheit, großer emotionaler Erregung, Weinen und Trauer sowie bei Herpes zoster
- Stimulation von Perikard 8 (Pe8, Laogong): unterstützt bei Schluckbeschwerden, verstärktem Schwitzen der Handflächen, Sonnenstich, Metakarpaltunnelsyndrom, belebende Wirkung auf das Bewusstsein sowie beruhigende auf den Geist; einer der wichtigsten Energiepunkte des Körpers, über den verstärkt Qi aufgenommen oder abgegeben werden kann (daher wird er oft bei Energieübertragungen mit einbezogen)
- Stimulation von Perikard 9 (Pe9, Zhongchong): belebend für das Herz- und Kreislaufsystem; unterstützt bei hohem Fieber, Hitzschlag, Krampfanfällen bei Kindern, Hypotonie, Reizbarkeit

- Stimulation von Dreifach-Erwärmer 1 (3E1, Guanchong): sehr wirksam bei Ohrenbeschwerden (besonders Mittelohrentzündungen), Hitzschlag; sehr empfehlenswert bei akuten Schulter- oder Ellenbogenschmerzen sowie Kehlkopf- oder Rachenentzündungen

- Stimulierung von Dreifach-Erwärmer 2 (3E2, Yemen): unterstützt bei geschwollenen und schmerzenden Fingern, schmerzenden Armen und/ oder Händen, Stimmverlust, Schwerhörigkeit, Ohrgeräuschen
- Stimulation von Dreifach-Erwärmer 3 (3E3, Zhongzhu): harmonisiert das Leber-Qi; wirkt sehr kräftigend; gut für Augen und Ohren; unterstützt bei Schwindel und verschwommener Sicht; sehr gut einsetzbar gegen Schmerzen und Steifigkeit im Nacken- und Schulterbereich

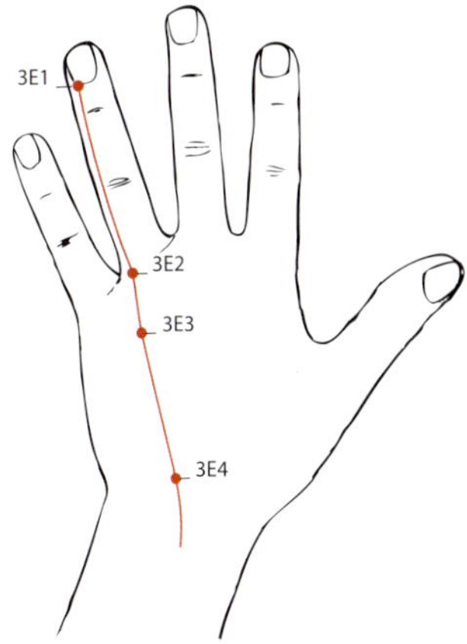

- Stimulation von Dreifach-Erwärmer 4 (3E4, Yangchi): unterstützt bei Schmerzen und anderen Beschwerden im Bereich des Handgelenks, trockenem Mund, Menstruationsbeschwerden; empfehlenswert zur Linderung von Katerkopfschmerzen; zudem wichtig für das vorgeburtliche Qi und unterstützend für den sogenannten Ren-Mai-Meridian (der entlang der Mittellinie des vorderen Körpers verläuft und in dem die Yin-Energie für den gesamten Körper zirkuliert) sowie den Chong-Mai-Meridian (der für die Aktivierung, Speicherung und Zirkulation des vorgeburtlichen Qi zuständig ist)

WEITERE ENERGIEPUNKTE

Die folgenden Akupunkturpunkte befinden sich nicht auf dem Meridiansystem:

- Stimulation von Huiyindian (1): hilfreich bei Schmerzen im Bereich des Perineums
- Stimulation von Xiaogukong (2): unterstützt bei Fingergelenkschmerzen, Augenkrankheiten, Taubheit
- Stimulation von Baxie (3 – vier Punkte): unterstützt bei Arthritis, Hitzegefühl

mit innerer Unruhe, Steifheit und Parästhesien (zum Beispiel Taubheit, Kribbeln) der Finger

- Der Punkt zwischen Daumen und Zeigefinger kann zudem bei Nasenbluten,
- der Punkt zwischen Zeige- und Mittelfinger bei Fingergelenkarthrose,
- der Punkt zwischen Mittel- und Ringfinger bei Zahnschmerzen, Rachen- oder Mandelentzündungen,
- der Punkt zwischen Ring- und Kleinfinger gegen Hüftschmerzen und Ischialgie eingesetzt werden.

- Stimulation von Jizhudian (4): lindernde Wirkung bei Brust-, Hals- oder Lendenwirbelsäulenbeschwerden (zum Beispiel nach Operationen), Kreuzschmerzen, verstopfter Nase, Schnupfen, Tinnitus
- Stimulation von Yaotongxue (5 – zwei Punkte; auch Yaotongdian genannt): lindernd bei akuten Kreuzschmerzen und akuten Verrenkungen
- Stimulation von Yaotuidian (6 – zwei Punkte): hilfreich bei akuten Rücken- und Kreuzschmerzen sowie Hexenschuss
- Stimulation von Yanhoudian (7): unterstützt bei akuter Mandelentzündung, Kehlkopf- oder Rachenentzündung sowie Zahnschmerzen
- Stimulation von Zhongkui (8): hilfreich bei Seekrankheit, Übelkeit (nur sehr leichter Druck, Hinweis für Therapeuten: nicht nadeln! 10 Minuten moxen)
- Stimulation von Qiantoudian (9, an der Fingerseite): unterstützt bei Magenkrämpfen, Magen-Darm-Grippe, Blinddarmentzündung, Knie- und/oder Zehenschmerzen, Stirnkopfschmerzen (empfehlenswert: den drückenden Finger leicht in Richtung Kleinfinger nach schräg unten ziehen, während durchgehend Druck auf den Energiepunkt ausgeübt wird)
- Stimulation von Jiandian (10, an der Fingerseite): lindernde Wirkung bei allen Schulterschmerzen und bei Schultersteifigkeit
- Stimulation von Jingxiangdian (11): wirksam bei Beschwerden der Halswirbelsäule, Nackenschmerzen und -steifigkeit

- Stimulation von Dagukong (12): unterstützt bei Erbrechen, Durchfall, Augenbeschwerden, Brustschmerzen, Angina pectoris
- Stimulation von Yandian (13): unterstützt bei entzündlichen Augenerkrankungen
- Stimulation von Zhongquan (14): hilfreich bei Magenschmerzen, Hornhauttrübung, Völlegefühl im Thorax
- Stimulation des Zusatzpunktes EX1: unterstützt bei Schluckauf und Übelkeit (empfehlenswert: den drückenden Finger leicht Richtung Daumen nach schräg unten ziehen, während durchgehend Druck auf den Energiepunkt ausgeübt wird)

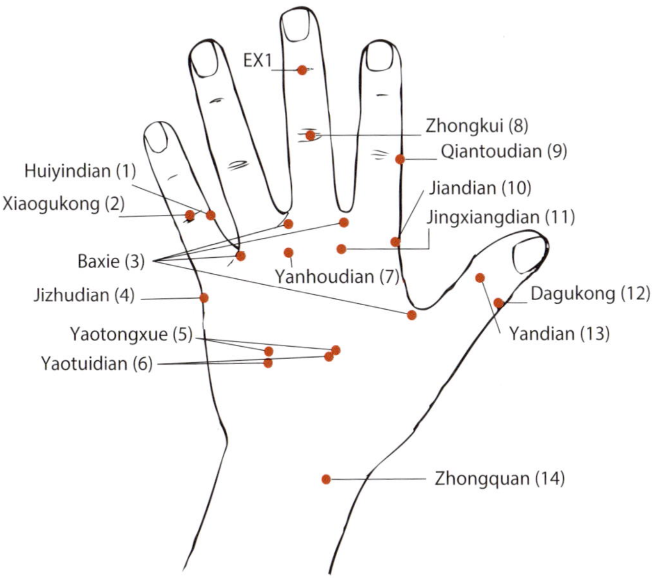

- Stimulation von Shixuan (15 – fünf Punkte): unterstützt bei Bewusstlosigkeit, Sonnenstich, Hysterie
- Stimulation von Sifeng (16 – vier Punkte): wirksam bei Magen-Darm-Erkrankungen und Verdauungsstörungen bei Kindern
  - Der Punkt auf dem Zeigefinger ist der sogenannte Dünndarmpunkt und eignet sich besonders bei Durchfall,
  - der Punkt auf dem Mittelfinger kann bei lymphatischen Erkrankungen, Lymphknotenschwellung und Verdauungsstörungen bei Kindern eingesetzt werden,
  - der Punkt auf dem Ringfinger bei Appetitlosigkeit, Verdauungsstörungen, Blähungen und Leberbeschwerden,
  - der Punkt am kleinen Finger bei Bettnässen, Inkontinenz und Impotenz.
- Stimulation von Kechuandian (17): unterstützt bei Asthma, Bronchitis, akuter Heiserkeit, trockenem Husten
- Stimulation von Xiongdian (18): unterstützt bei gürtelförmigen Nervenschmerzen im Brust- und Rückenbereich
- Stimulation von Huaidian (19): hilfreich bei Knöchel-/Sprunggelenkverletzungen, Bänderzerrung im Knöchelbereich
- Stimulation von Zugendian (20): hilfreich bei Fersen- und Sprunggelenkschmerzen, Sprunggelenküberdehnung, Fußgelenkarthrose
- Stimulation von Yeniaodian (21): unterstützt bei häufigem und/oder nächtlichem Wasserlassen und Nierenentzündungen
- Stimulation von Weichangdian (22): hilfreich bei Verdauungsstörungen, Magen-Darm-Entzündungen und Zwölffingerdarm- oder Magengeschwüren, Oberbauchbeschwerden
- Stimulation des Zusatzpunktes EX2: hilfreich bei Angstgefühlen, Depressionen, psychischer Erregung, Hysterie und Nervosität
- Stimulation des Zusatzpunktes EX3: unterstützt bei Schockzuständen, nervösem Herzklopfen, Hitzschlag und Kollaps

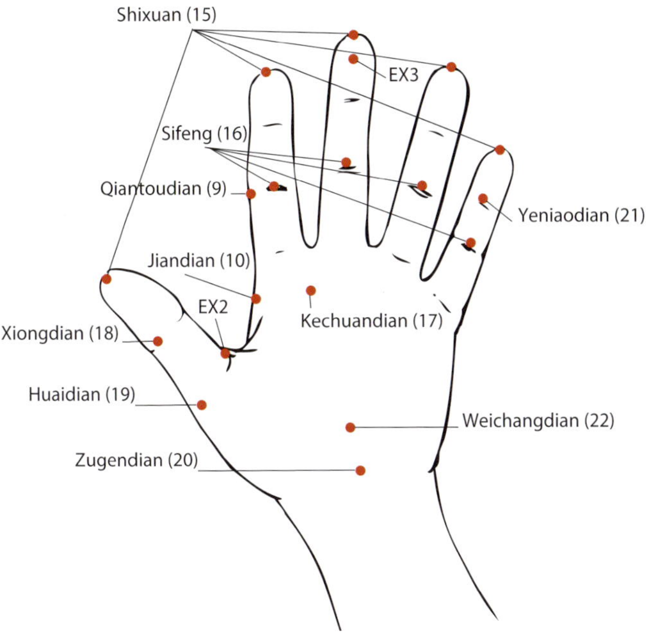

DIE KOREANISCHE HANDAKUPUNKTUR

Interessierten Lesern möchte ich an dieser Stelle auch die von Tae-Woo Yoo begründete koreanische Handakupunktur ans Herz legen. Nach dieser Lehre sind alle Meridiane mit etwa 360 Punkten jeweils zweimal in jeder Hand vorhanden. Es gibt verschiedene Behandlungsansätze, von denen der einfachste – die sogenannte Korrespondenztherapie – mit einem „Lageplan der Organe" arbeitet und verschiedene Punkte einem jeweiligen Organ zuordnet. Zeitgleich sind einige Bereiche der Hände zusätzlichen Körperregionen zugeordnet, was sich auch in der Reflexzonentherapie wiederfindet und große Ähnlichkeit zur koreanischen Handakupunktur aufweist. Auf diese wird an den entsprechenden Stellen gesondert hingewiesen. Grundsätzlich steht jedoch die Vorderseite des Körpers mit der Handfläche in Verbindung, die Rückseite des Körpers mit dem Handrücken.

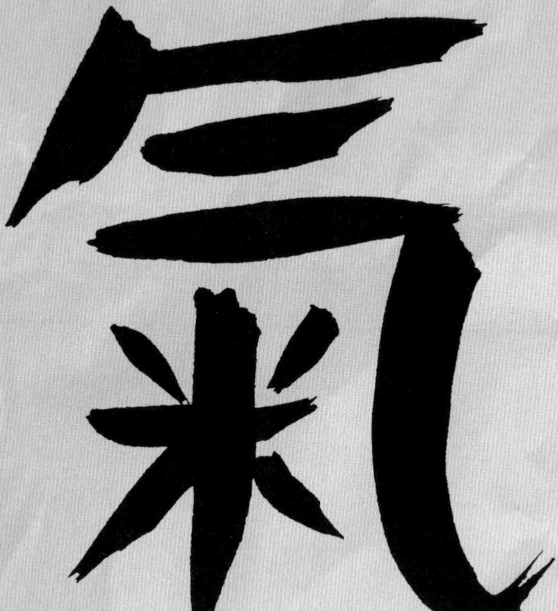
氣

KAPITEL 3

ÜBUNGS-
GRUNDLAGEN

*„Lernen ist wie Rudern
gegen den Strom. Hört man auf,
treibt man zurück."*

LAOTSE

So wird geübt

Eine Übungseinheit besteht jeweils aus einer Vorübung, Entspannungsübungen, den ausgewählten Hauptübungen und einer Nachübung. Teil der Vor- und Nachübung ist das sogenannte Öffnen-Schließen, das auf Seite 37 erklärt wird. Die Vorübung dient der Entspannung von Körper und Geist und somit der besseren Energieaktivierung und -zirkulation, die Nachübung dem Sammeln der aktivierten und aufgenommenen Energie. Nach der Vorübung haben Sie darüber hinaus die Möglichkeit, sich mit einer Atemübung (siehe Seite 39) noch besser auf die Entspannungs- und Hauptübungen vorzubereiten.

Versuchen Sie, nicht erst zu üben, wenn bereits Beschwerden vorhanden sind. Die vorgestellten Übungen sind so einfach und schnell durchzuführen, dass sie sich anbieten, den Körper vorbeugend zu unterstützen. Achten Sie auf Ihren Körper und geben Sie ihm zusätzlich das nötige Maß an Ernährung, Schlaf, Ruhe und Bewegung.

Üben Sie nach Möglichkeit nicht unmittelbar nach einer Mahlzeit oder der Einnahme von Lebensmitteln, die sich auf den Bewusstseinszustand auswirken, wie beispielsweise Kaffee, Tee, Tabak oder Alkohol. Meiden Sie Starkstromleitungen, üben Sie nicht direkt unter einer Stromquelle (Lampe) und achten Sie auf eine frische Raumluft (möglichst ohne Durchzug).

Empfohlene Sitzhaltung

Grundsätzlich können Sie die Übungen sowohl im Stehen als auch im Sitzen durchführen. Da das Sitzen meist bevorzugt wird, wird im Folgenden kurz die günstigste Sitzhaltung beschrieben, durch die der Energiefluss am besten unterstützt wird.

Setzen Sie sich zu Anfang der Übung bequem auf das vordere Drittel eines Stuhls, ohne sich anzulehnen, und achten Sie auf eine gerade Wirbelsäule. Sollten Sie sich schwach fühlen und anlehnen müssen, schieben Sie das Kreuzbein bis an die Stuhllehne. Richten Sie für die gerade Wirbelsäule zuerst Ihr Becken auf, damit die nach oben in die Länge gezogene Wirbelsäule eine Basis hat. Beachten Sie dabei, dass Sie die Brust nicht rausdrücken. Der Rücken ist gerade, lediglich Schultern und Nacken sind leicht gebeugt, um durch die Rundung des oberen Rückens den Brustkorb bestmöglich zu entspannen und dem Qi dadurch das Abwärtsfließen zu ermöglichen.
Sitzen Sie möglichst auf dem Damm-Punkt (einem Energiezentrum, das sich zwischen Genitalbereich und After befindet) und sorgen Sie dafür, dass kein Druck auf die Genitalien besteht. Druck erfährt der Körper nur an den Fußsohlen und dem Damm-Punkt. Achten Sie darauf, dass kein Gewicht auf dem Steißbein liegt, da dann die Zirkulation der Gehirn- und Rückenmarkflüssigkeit beeinträchtigt wird und Sie schnell ermüden. Die Beine sind schulterbreit im rechten Winkel zwischen Ober- und Unterschenkel aufgestellt, die Oberschenkel waagrecht.

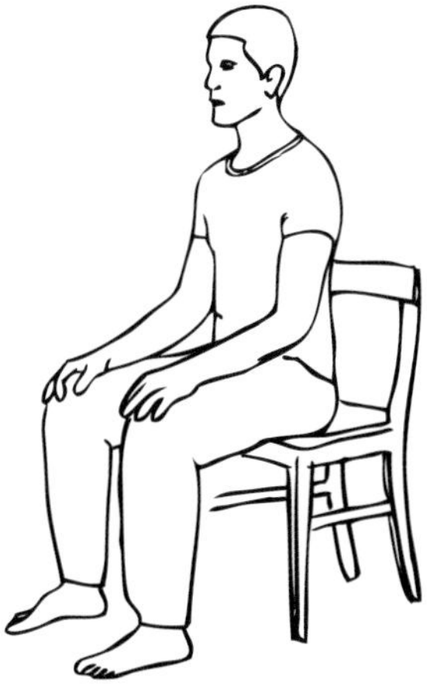

Vorübung

Die Vorübung dient dazu, Geist und Körper in einen ruhigen und entspannten Zustand zu bringen, damit das in der Hauptübung aktivierte Qi besser fließen und sich die beabsichtigte Wirkung optimal entfalten kann. Auch kann ein ruhiger Geisteszustand ein Energieungleichgewicht besser wahrnehmen, um dieses anschließend möglichst effektiv aufzulösen. Bedenken Sie, dass sich Geist und Körper stets gegenseitig beeinflussen. Sobald Ihr Körper entspannt ist, wird auch Ihr Geist immer ruhiger. Ein ruhiger Geist fördert wiederum die Entspannung in Muskeln und Sehnen und bewirkt ruhigere und tiefere Atemzüge.
Als Vorübung können Sie im Grunde auf alle Ihnen bekannten Entspannungsmöglichkeiten zurückgreifen. Man kann beispielsweise den Körper in Abschnitte unterteilen und die einzelnen Körperbereiche langsam von oben nach unten sowie von unten nach oben bewusst entspannen (bei hohem Blutdruck zweimal von oben nach unten, bei niedrigem zweimal von unten nach oben). Die Hände ruhen dabei locker auf den Oberschenkeln. Bei tiefem Blutdruck zeigen die Handflächen nach oben, bei hohem oder normalem Blutdruck nach unten, die Finger stets leicht nach innen.
Eine weitere Möglichkeit ist, sich vorzustellen, man säße unter einem warmen Wasserfall oder einer warmen Dusche. Man versucht zu spüren, wie das Wasser sanft vom obersten Punkt des Kopfes den Körper entlang nach unten gleitet. Spüren Sie dabei das Wasser auf dem Gesicht, zwischen den Fingern bis hinunter zu den Zehen. Lassen Sie es an allen vier Körperseiten sanft hinunterfließen und spüren Sie, wie sich Verspannungen lösen und weggeschwemmt werden. Diese Visualisierungsübung können Sie gut auch eigenständig tagsüber praktizieren, um sich beispielsweise zwischen Terminen zu entspannen.
Sobald Sie das Gefühl haben, zur Ruhe gekommen zu sein, führen Sie dreimal das Öffnen-Schließen durch.

ÖFFNEN-SCHLIESSEN

Das sogenannte Öffnen-Schließen unterstützt dabei, die während der Übungen aktivierte Energie in ein wichtiges Energiezentrum, das sogenannte mittlere Dantian (es befindet sich zwei Daumenbreit unter dem Bauchnabel und etwa sechs Zentimeter im Körperinneren), zu führen, um es dort zu speichern. In einigen Qigong-Arten wird dieses Zentrum auch das untere Dantian genannt. Das Öffnen-Schließen wird immer dreimal und immer auf Höhe des mittleren Dantian durchgeführt. Führen Sie alle im Folgenden beschriebenen Bewegungen sanft, ruhig und geschmeidig aus und versuchen Sie mit der Zeit, das Qi, das sich zwischen Ihren Handflächen konzentriert, immer mehr zu spüren.

Atmen Sie ruhig und natürlich. Führen Sie die Hände mit einem Abstand von mindestens zehn Zentimetern vor das mittlere Dantian. Drehen Sie die Handgelenke (zusammen mit den Schultergelenken) so, dass Ihre Handrücken zueinander und die Handflächen nach außen zeigen. (1)

Führen Sie die Hände auf Höhe des Energiezentrums bis etwa schulterbreit auseinander und atmen dabei durch die Nase aus. Halten Sie den Atem und die Handstellung am Ende der Öffnen-Bewegung nur kurz, damit ein fließender Übergang zwischen Ein- und Ausatmung stattfindet. (2)

1

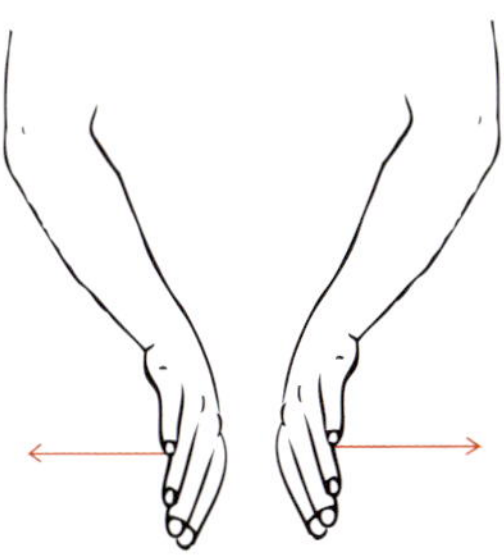

2

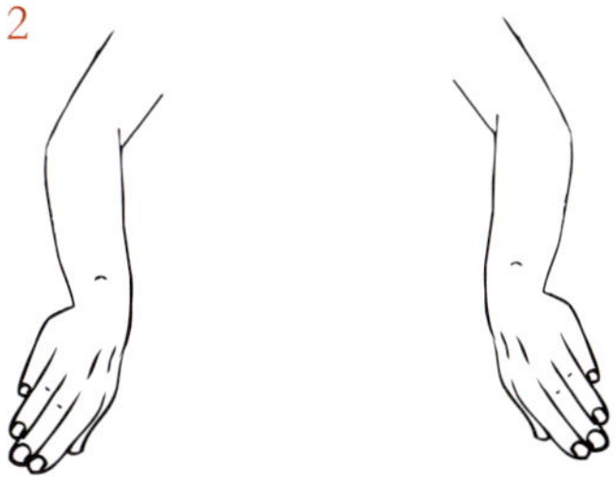

Drehen Sie die Handflächen nun zueinander und führen Sie sie während einer Einatmung (durch die Nase) aufeinander zu. (3) Die Finger zeigen weiterhin nach vorne vom Körper weg. Achten Sie darauf, dass sich Ihre Handflächen oder Finger in der Endstellung nicht berühren. (4) Liegen chronische oder akute Beschwerden beziehungsweise Erkrankungen vor, lassen Sie die Handflächen bei gestreckten (aber nicht angespannten) Fingern zum Boden zeigen. Ausnahmen stellen tiefer Blutdruck (Handflächen nach oben zeigen lassen) oder hoher Blutdruck (Handflächen zeigen zum Boden, die Finger hängen locker nach unten) dar.

3

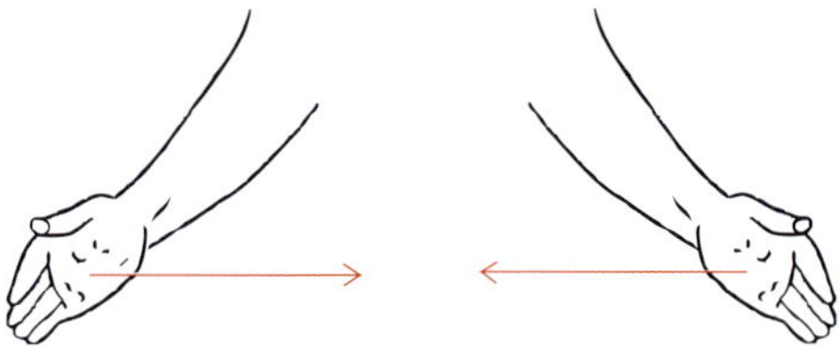

4

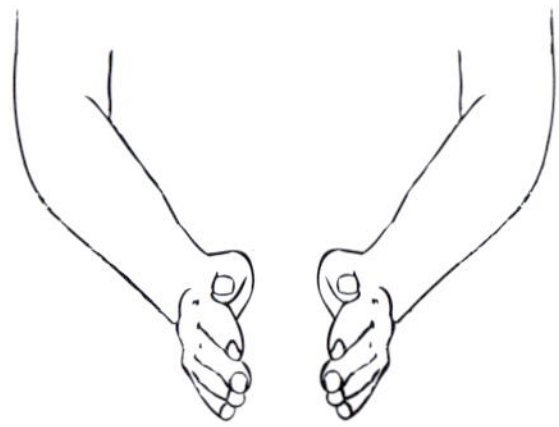

Wenn Sie unterwegs sind und Ihnen das Öffnen-Schließen in der Öffentlichkeit unangenehm ist, können Sie auch einfach Ihre Hände (Handflächen übereinander, Frauen die linke Hand oben, Männer die rechte) auf das mittlere Dantian legen und Ihre Aufmerksamkeit für einige Minuten darauf richten.

Nach Abschluss der Vorübung samt dem Öffnen-Schließen reiben Sie Ihre Handflächen aneinander, wobei Ihre Finger nach oben zeigen. Oft gibt man hierfür als Wiederholung 49-mal bei Männern, 36-mal bei Frauen an. Machen Sie nun mit den Entspannungsübungen weiter oder führen Sie zusätzlich die Ausgleichsatmung aus.

Ausgleichsatmung

Die folgende Atemtechnik dient dazu, die rechte und linke Gehirnhälfte ins Gleichgewicht zu bringen, emotionale Ungleichgewichte zu lösen und den Körper empfänglicher für die feinstofflichen Energien zu machen, die während der Hauptübungen aktiviert und verstärkt werden. Man findet die Technik in unterschiedlichen Traditionen wieder. Im Yoga wird sie beispielsweise als Wechselatmung bezeichnet.

Sitzen Sie während der Atmung entspannt und möglichst ruhig und aufrecht auf dem vorderen Drittel eines Stuhles. Wenn Sie möchten, können Sie währenddessen Ihre Augen schließen, um die Wirkung zu unterstützen.

Heben Sie Ihre rechte Hand auf Gesichtshöhe und berühren Sie mit dem Daumen den rechten Nasenflügel, mit dem Zeigefinger den linken. Die übrigen Finger lassen Sie einfach locker hängen.

Atmen Sie langsam und gleichmäßig aus und lassen Sie Ihre Lungen ganz leer werden. Halten Sie dann mit dem Daumen das rechte Nasenloch zu und atmen durch das linke Nasenloch ein. Halten Sie nun mit dem Zeigefinger das linke Nasenloch zu und lösen den Druck auf das rechte. Atmen Sie sanft durch das rechte Nasenloch aus. Warten Sie einen kurzen Augenblick, bevor Sie wieder mit der Einatmung beginnen. Behalten Sie die Fingerstellung bei und atmen Sie durch das rechte Nasenloch ein. Halten Sie den Atem einen kurzen Augenblick und ändern Sie in dieser Zeit die Fingerstellung. Lösen Sie den Druck des Zeigefingers und halten das rechte Nasenloch mit dem Daumen zu. Atmen Sie durch das linke Nasenloch aus.

Wiederholen Sie den beschriebenen Atemzyklus für einige Minuten. Beim letzten, abschließenden Atemzug senken Sie Ihre Hand und legen sie auf dem Oberschenkel ab. Zeitgleich versuchen Sie, gleichzeitig durch beide Nasenlöcher einzuatmen. Atmen Sie ruhig aus und gehen dann wieder zu Ihrer natürlichen Atmung über.

Erweiternd kann man sich bei jeder Einatmung vorstellen, dass man die Luft bis zur Stirnmitte „hochzieht". Halten Sie den Atem jeweils einen kurzen Augenblick und konzentrieren Sie sich in dieser Zeit auf Ihre Stirn. Stellen Sie sich bei der letzten Ausatmung vor, Sie würden durch die Stirn ausatmen. Dies hilft dabei, das sogenannte Dritte Auge, das Stirnchakra, offener zu machen und damit empfänglicher für intuitive Wahrnehmungen zu werden sowie geistige Fähigkeiten wie Visualisierungs- und Konzentrationsfähigkeit zu fördern. Kognitive und sensorische Fähigkeiten werden gestärkt und die Verbindung zum wahren Selbst gefördert.

Das Luftanhalten zwischen den Atemzügen bringt den Körper in Resonanz mit sich selbst und seinen Gehirnwellen sowie mit den Rhythmen der Erde, deren äußerste Hülle etwa 7,8 Zyklen pro Sekunde aufweist. Dies hängt unter anderem damit zusammen, dass sich der Pulsschlag senkt, wobei sich die Frequenzen aneinander angleichen: Der Körper beginnt, zwischen sieben und acht Hertz (Zyklen pro Sekunde) zu schwingen, die Gehirnwellen ebenfalls. Dies entspricht den sogenannten Theta- (vier bis acht Zyklen pro Sekunde) und Alphawellen (8 bis 13 Zyklen pro Sekunde). Dies ist der Zustand, der durch Meditationstechniken angestrebt wird und Zugang zum Unterbewussten ermöglicht. Es ist der Zustand, in dem Selbstheilungskräfte des Körpers verstärkt aktiv werden. Diese Atmung können Sie auch unabhängig von den Übungen anwenden, wenn Sie im Alltag aufgewühlt und in starken Emotionen gefangen sind. Sie hilft in diesen Fällen dabei, innerlich ruhiger zu werden.

Entspannungsübungen

Die Entspannungsübungen dienen dazu, Meridiane, die an den Händen verlaufen, für den anschließend verstärkten Qi-Fluss zu dehnen und dadurch ihre Durchlässigkeit zu fördern. Es ist daher empfehlenswert, sie vor den Hauptübungen in das Übungsprogramm einzubauen. Wenn Sie Zeit haben, führen Sie einfach alle nacheinander aus. Ansonsten wählen Sie sich die Übungen aus, mit denen Sie sich am wohlsten fühlen.

- Kreisen Sie mit den Handgelenken zeitgleich einige Minuten nach außen, dann nach innen.

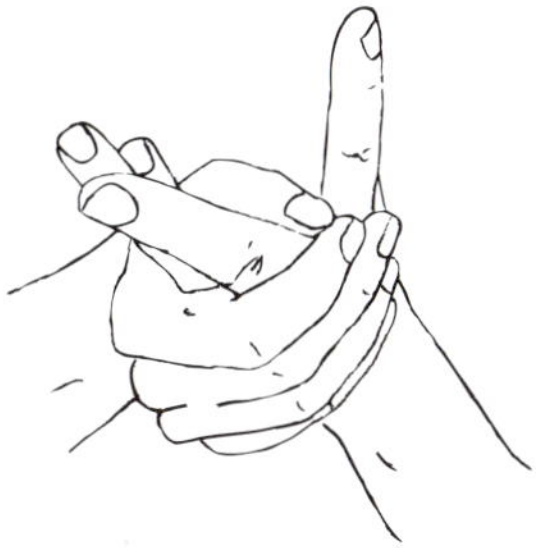

- Reiben Sie die Hände so aneinander, als würden Sie sie gründlich waschen. Beachten Sie dabei auch die Zwischenräume zwischen den Fingern, die Sie mit dem Daumen und Zeigefinger der anderen Hand massieren können. Dies wirkt sich zusätzlich stärkend auf den Lymphkreislauf, die Augen und Ohren aus.

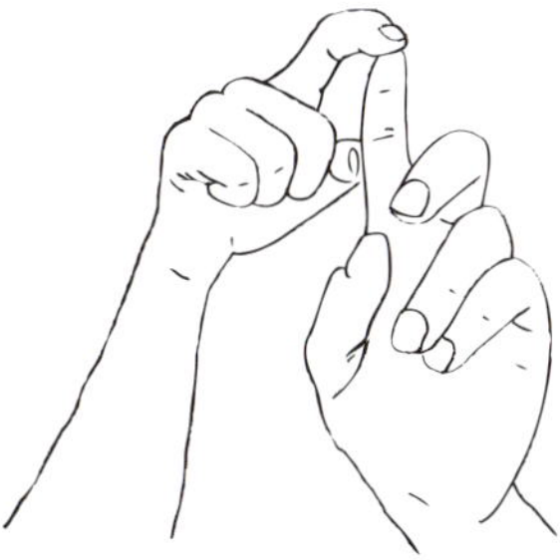

- Ziehen Sie jeden Finger einzeln nach hinten.

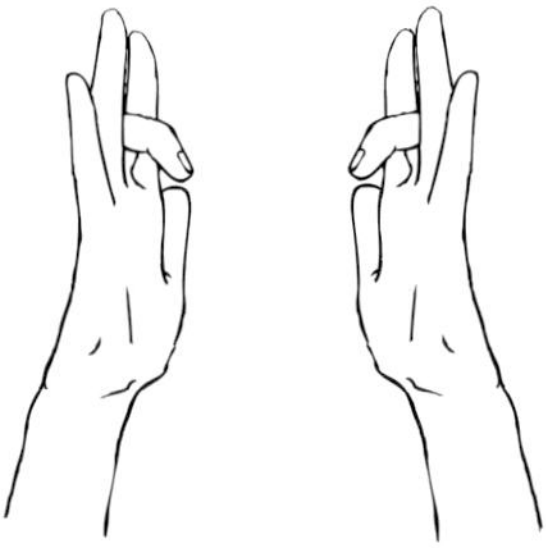

- Knicken Sie jeden Finger einzeln ein.

- Legen Sie Ihre Zeigefinger auf den Daumennagel der jeweils gleichen Hand, lösen Sie die Verbindung, dann legen Sie die Daumen auf die Zeigefingerkuppe und anschließend nacheinander auf Mittel-, Ring- und Kleinfingerkuppe. Führen Sie die Übung dann rückwärts durch und wiederholen Sie sie einige Male möglichst schnell.

- Verschränken Sie Ihre Finger und drehen Sie die Hände so, dass die Handflächen nach außen zeigen. Strecken Sie bei der Ausatmung die Arme so weit wie möglich nach vorn, sodass sich die verschränkten Hände und Finger dehnen, und entspannen Sie bei der Einatmung. Wiederholen Sie dies neunmal. Dann bleiben Sie in der Position mit gestreckten Armen und halten diese etwa zehn Sekunden lang, wobei Sie versuchen, Ihre Hände auseinanderzuziehen. Diese Übung wirkt kräftigend auf das Gehirn.

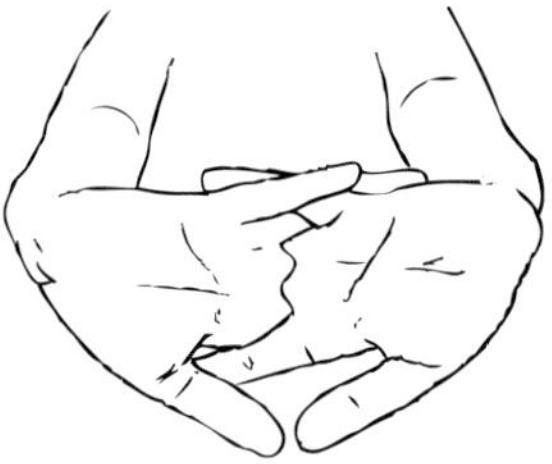

- Klatschen Sie einmal in die Hände, dann mit der linken Handfläche auf den rechten Handrücken, dann erneut in die Hände und mit der rechten Handfläche auf den linken Handrücken. Klatschen Sie auf jeder Seite insgesamt sechsmal.

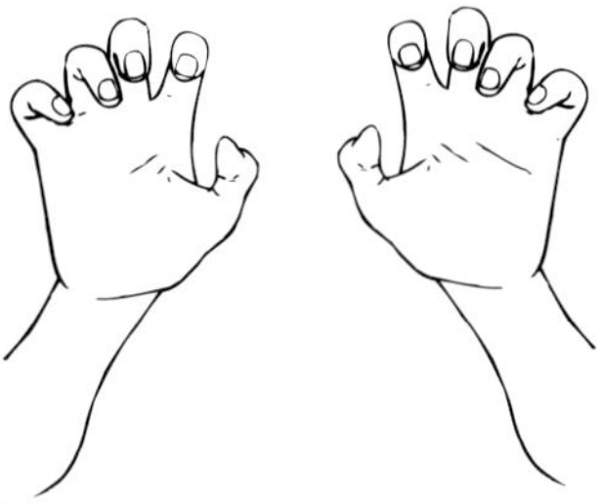

- Während die Handflächen vom Körper wegzeigen, machen Sie eine Kralle und spannen dabei die Finger an. Entspannen Sie sie wieder und lassen die Finger nach oben zeigen. Wiederholen Sie dies einige Male.

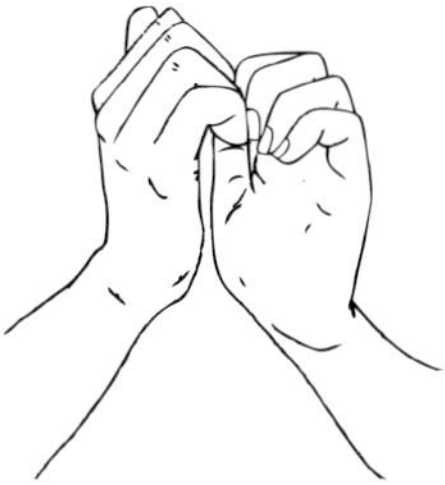

- Lassen Sie Ihre Fingernägel sich berühren und reiben Sie sie schnell aneinander, als wollten Sie sie polieren. Bewegen Sie dabei die Hände gegenläufig hin und her.

- Lassen Sie beide Hände locker hängen und schütteln Sie sie kräftig aus. Sie fördern damit den Qi-Fluss in den Fingern.

- Schön und zeitgleich belebend wirkend ist die sogenannte Meridianmassage der Arme. Legen Sie hierzu die linke Hand mit der Handfläche nach oben auf Ihren Schoß und kneten mit der rechten Hand die linke Arminnenseite von oben (Achselhöhlen) bis nach unten (Finger) durch. Suchen Sie sich pro Übung einen Finger aus (zum Beispiel den Finger, an dem der Meridian entlangführt, der mit einer möglichen Beschwerde im Zusammenhang steht) und kneten Sie, wenn Sie unten angekommen sind, die Handfläche und dann den entsprechenden Finger bis zur Fingerspitze hin. Führen Sie dies fest durch und achten Sie darauf, durchgehend die ganze Fläche zu kneten und keinen Bereich auszulassen. Drehen Sie dann die linke Handfläche nach unten und kneten auf dieselbe Weise von der Fingerspitze ausgehend die Armaußenseite nach oben bis zur Schulter. Nun legen Sie die Finger der rechten Hand so zusammen, dass sie sich ausgestreckt berühren – als wenn Sie beim Schattenspiel ein Schnabeltier imitieren wollten (siehe Illustration).

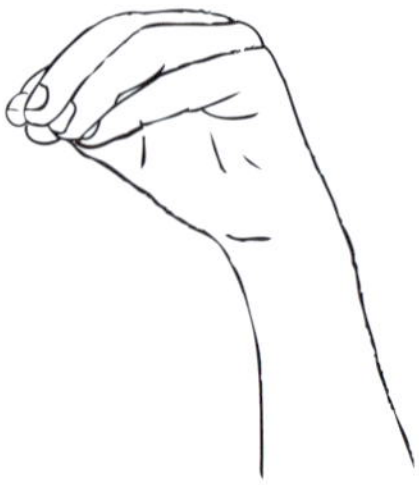

Klopfen Sie aus dem Handgelenk heraus mit den Fingerspitzen die linke Arminnenseite durchgängig von oben nach unten herab, drehen Sie den Arm und klopfen dann an der Armaußenseite von unten nach oben. Streichen Sie zum Abschluss mit der rechten Handfläche die linke Arminnenseite von oben nach unten und die Armaußenseite von unten nach oben aus.

Das Kneten stimuliert und öffnet die Meridiane, das Klopfen führt ihnen Energie zu, das Streichen verschließt die Akupunkturpunkte wieder, sodass das Qi bestmöglich gespeichert werden kann. Führen Sie den kompletten Ablauf insgesamt dreimal aus. Achten Sie dabei stets darauf, an der Arminnenseite nach unten und an der Außenseite nach oben zu massieren, da diese Richtung der Fließrichtung des Qi entspricht. Nun wiederholen Sie das Kneten, Klopfen und Streichen insgesamt dreimal am anderen Arm.

Hauptübungen

Die Hauptübungen können Sie in beliebiger Reihenfolge und Anzahl anwenden. Unterschieden werden sie in Massagetechniken und bewegte Formen.

Der Kopf sollte während der Übungen stets aufrecht gehalten werden und gedanklich am obersten Punkt (chinesisch: Baihui) „am Himmel aufgehängt" sein. Dies sorgt für die Haltung der Wirbelsäule, die ein Aufsteigen des Qi im Körper ermöglicht. Bedenken Sie, dass der Mensch ein Energiekörper ist und daher wie eine Batterie zwei Pole benötigt, damit Energie in ihm fließt. Diese zwei Pole sind in unserem Fall die Himmelsenergie (Yang), die über den obersten Punkt des Kopfes, und die Erdenergie (Yin), die über zwei Punkte auf der Fußsohle aufgenommen wird. Wenn Sie möchten, können Sie die Übungen auch mit geschlossenen Augen durchführen.

Atmen Sie natürlich, stetig aufeinanderfolgend und sanft fließend ein und aus. Vermeiden Sie zu schnelles und unregelmäßiges Atmen und atmen Sie nicht bis zum Anschlag.

Ablenkungen von der Übungspraxis kommen nicht nur von innen in Form von Gedanken. Sorgen Sie am besten dafür, ungestört zu sein, und schalten Sie Telefon und andere elektrische Geräte aus. In der taoistischen Lehre findet man oft den Begriff der „fünf Diebe". Gemeint sind hiermit Augen, Ohren, Nase, Zunge und Körper, durch die der Mensch Eindrücke wahrnimmt – diese können ihn so sehr in Bann ziehen, dass er seine Aufmerksamkeit nach außen richtet. Sobald dies geschieht, mindert sich die Verbindung mit dem Selbst, der Körper verliert Energie und wird geschwächt. Nehmen Sie daher Geräusche oder optische Eindrücke während der Übung lediglich wahr, aber konzentrieren Sie sich nicht auf sie. Bleiben Sie bei sich. Wenden Sie sich keinen Geräuschen zu und fixieren Sie nichts mit Ihrem Blick, wenn Sie die Übungen mit offenen Augen durchführen. Mit der Zeit wird es Ihnen gelingen, aufmerksam, wach und eins mit der Übung zu sein, sodass äußere Einflüsse Sie nicht mehr stören oder ablenken.

Empfehlenswert ist es, verstärkt diejenigen Hauptübungen auszuführen, mit deren korrekter Ausführung Sie anfangs Schwierigkeiten haben. Schwierigkeiten oder ein unangenehmes Gefühl treten oftmals dann auf, wenn in dem entsprechenden oder dazugehörigen Körperbereich ein Energieungleichgewicht herrscht. Manchmal ist es daher sinnvoll, besonders die Übungen zu machen, die einem nicht so viel Spaß bereiten – meistens sind sie es, die Blockaden lösen können.

Bei Beschwerden können Sie sich bei der Auswahl der Übungen an der Liste auf Seite 90/91 orientieren. Zugleich ist es sinnvoll, die Beschreibung der Akupunkturpunkte ab Seite 22 durchzugehen und zusätzlich die Stellen zu massieren, die mit Ihren Problemen in Verbindung stehen.

Die Massageübungen können Sie auch an jemand anderem durchführen. So kann man ältere Menschen oder Kleinkinder unterstützen, wenn ein selbstständiges Üben nicht möglich ist.

Ansonsten können Sie alle Übungen beliebig oft in beliebiger Reihenfolge durchführen. Nehmen Sie dann immer ein Vielfaches der angegebenen Anzahl an Wiederholungen. Ist in der Übungsbeschreibung beispielsweise 36 angegeben, können Sie die Anzahl der Wiederholungen auf 72 erhöhen. Achten Sie darauf, dass Ihre Beine während der Übung nicht verschränkt sind!

BEWEGTE ÜBUNGEN

Hierbei handelt es sich um einfache Bewegungsabfolgen der Finger oder Hände, bei denen Sie keine bestimmten Bereiche fest drücken beziehungsweise massieren müssen. Versuchen Sie, dabei wirklich immer nur die Finger zu bewegen, die in der jeweiligen Übungsbeschreibung angegeben sind. Beachten Sie zudem auch die angegebene Anzahl der Wiederholungen. Ist nichts Gegenteiliges angegeben, führen Sie die Übungen synchron mit beiden Händen aus. Kinder und Erwachsene können die bewegten Übungen unmittelbar aufeinanderfolgend und zeitlich uneingeschränkt ausführen.

MASSAGETECHNIKEN

Die Massagetechniken können Sie im Grunde so oft wiederholen, wie Sie möchten. Ziel ist es, den Energiefluss über bestimmte Körperpunkte auszugleichen. Als Richtwert kann man sie drei- bis viermal täglich bei akuten, alle zwei Tage bei chronischen Beschwerden durchführen.

Die Massagedauer kann zwischen wenigen Minuten bis hin zu einer halben Stunde schwanken. (Bei Kindern liegt der Richtwert bei insgesamt etwa zehn Minuten.) Sie richtet sich individuell nach dem Übenden – massieren Sie so lange, wie Sie sich am wohlsten fühlen. Überstrapazieren Sie die Punkte jedoch nicht, denn eine längere Stimulation ist nicht zwangsläufig effektiver. Bei älteren Menschen dauert das Auflösen von Energieungleichgewichten beispielsweise in der Regel länger, genauso bei Beschwerden, die bereits chronisch sind. Seien Sie daher nicht ungeduldig, falls die Wirkung nicht unmittelbar spürbar ist, selbst wenn sie unter Umständen mehrere Wochen auf sich warten lässt. Lassen Sie zwischen den Massageübungen etwa fünf Minuten Zeit verstreichen, damit sie erst einmal auf den Körper einwirken können, und fahren Sie dann erst mit der nächsten Übung fort.

Neben der im Übungsteil beschriebenen Handmassage können Sie sich auch Massageübungen selbst zusammenstellen, indem Sie einen auf den Seiten 22 bis 31 beschriebenen Akupunkturpunkt wählen, der mit Ihrer Beschwerde in Zusammenhang steht.

Bei der Drucktechnik üben Sie (zum Beispiel mit der Fingerkuppe) einen festen Druck auf den jeweiligen Akupunkturpunkt aus. Gehen Sie mit jeder Ausatmung etwas tiefer in den Punkt hinein. Alternativ können Sie, während Sie Druck ausüben, zeitgleich langsam (beinahe in Zeitlupentempo) in kleinen Kreisen 10 bis 90 Sekunden im Uhrzeigersinn (tonisierende aufbauende Wirkung), dann dieselbe Zeitspanne (alternativ: etwa zwei Drittel der Zeitspanne) gegen den Uhrzeigersinn (ableitende dämpfende Wirkung) kreisen und abschließend dreimal auf den Punkt drücken. Mit den kreisenden Bewegungen ist es möglich, gestautes Qi zu lösen, mit dem Drücken wird Qi in die jeweilige Energieleitbahn „gezogen". Führen Sie diese drei Bewegungen direkt hintereinander aus, bewirkt dies einen Ausgleich der Yin- und Yang-Kräfte des entsprechenden Körperbereichs. Atmen Sie während des Drückens aus und ein, wenn Sie dem Druck nachgeben. Behalten Sie während der ganzen Zeit durchgehend den Körperkontakt zwischen dem Punkt und dem drückenden Finger bei.

Eine weitere mögliche Technik ist das sogenannte Punktieren, bei dem Sie mit der Zeigefingerkuppe klopfende Bewegungen auf den jeweiligen Energiepunkt der anderen Hand ausüben. Klopfen Sie mit der Fingerkuppe einige Minuten rhythmisch auf den jeweiligen Energiepunkt.

Bei einem Energieungleichgewicht ist der jeweilige Energiepunkt oft reizempfindlicher als die umgebenden Punkte. Aufgrund der unterschiedlichen Handformen kann er unter Umständen etwas in der Lage abweichen. Der Bereich, der am reizempfindlichsten ist, ist meist der, der für das Beheben des Energieungleichgewichts behandelt werden sollte.

Wichtig ist es, dass Sie alle Punkte immer an beiden Händen bearbeiten – jedoch nacheinander und nicht gleichzeitig. Die entsprechenden Meridiane verlaufen symmetrisch im Körper, und die Massage der Punkte auf der linken und rechten Körperseite fördert das Wiederherstellen des Energiegleichgewichts von Yin und Yang. Es kann vorkommen, dass ein Energiepunkt an der einen Hand sehr empfindlich ist und schmerzt, während Sie an der anderen Hand nichts spüren. Dies deutet auf eine Qi-Stauung auf der schmerzenden Körperseite und einen gleichzeitigen Energiemangel auf der unempfindlichen Körperseite hin. Ein Massieren der Akupunkturpunkte auf beiden Körperseiten fördert den Ausgleich dieses Energieungleichgewichts.

Nachübung

Die Nachübung bildet den Abschluss jeder Übung. Sie ist wichtig, da sie das aktivierte Qi aus der Peripherie zurück in das mittlere Dantian leitet. Wenn man die Nachübung auslässt, kann das Energiezentrum oftmals nicht optimal mit dem während der Hauptübung gelösten, aufgenommenen und aktivierten

Qi angereichert werden. Der Qi-Fluss wird bei einem plötzlichen Beenden der Übung zu abrupt gestoppt. Das ist vergleichbar mit dem unangenehmen Gefühl, wenn man unsanft aus dem Tiefschlaf gerissen wird.

Die Nachübung beginnt mit der geistigen Ausrichtung darauf, das Üben abzuschließen. Dies ist vom energetischen Standpunkt aus wichtig, da hiermit die Vorstellungskraft gezielt von der Übung und ihren Wirkungen abgezogen und auf den Abschluss und das Sammeln des Qi gerichtet wird. Hierauf folgen idealerweise ein dreimaliges Öffnen-Schließen und ein etwa fünf- bis zehnminütiges ruhiges Sitzen, während dessen Sie sich auf das mittlere Dantian konzentrieren. Während der Monatsblutung und Schwangerschaft konzentrieren Sie sich auf die Mitte des Brustkorbs.

Selbst wenn die Nachübung nur ganz kurz gehalten wird – sie sollte nie völlig ausgelassen werden. Wie bei der Vorübung gilt jedoch grundsätzlich auch hier: lieber länger als kürzer!

FINGER-QIGONG-ÜBUNG IN DER KURZÜBERSICHT

- Vorübung (ab Seite 36)
- eventuell einige Minuten Ausgleichsatmung (ab Seite 39)
- ausgewählte Entspannungsübungen (optional, ab Seite 41)
- ausgewählte Hauptübungen (ab Seite 52)
- Nachübung

Übungen zur Wahrnehmung des Qi

Probieren Sie für die erste Übung aus, die Handflächen nach einem kurzen Aneinanderreiben in einem Abstand von etwa 10 bis 30 Zentimetern aneinanderzuhalten, und versuchen Sie, die dazwischenliegende Energie zu spüren. Variieren Sie den Abstand nach einigen Minuten, indem Sie die Hände wie eine Ziehharmonika zueinander- und anschließend wieder auseinanderbewegen. Beobachten Sie, wie sich die Wahrnehmung der Energie (und eventuell zeitgleich Ihr Atem) verändert. Spüren Sie einen Druck zwischen den Handflächen? Wärme, Kühle oder ein Kribbeln? Lassen Sie sich ganz auf Ihre Empfindungen ein. Was fühlen Sie? Lassen Sie dann eine Hand plötzlich sinken und versuchen Sie zu spüren, was in diesem Fall mit der zwischen den Handflächen liegenden Energie passiert. Spüren Sie eine Veränderung? Bringen Sie die Hand wieder auf die Höhe der anderen Hand und lassen Sie die Handflächen wieder zueinanderzeigen. Was passiert nun? Ändert sich Ihre Empfindung? Mit der Zeit werden Sie ein immer feineres Wahrnehmungsvermögen für feinstoffliche Energien entwickeln. Dies kommt Ihnen auch bei den Hauptübungen zugute.

Für die zweite Übung setzen Sie sich wie auf Seite 35 beschrieben auf das vordere Drittel eines Stuhls oder auf die Bettkante. Legen Sie die Hände so auf die Knie, dass Ihre Handflächen aufliegen und die Finger leicht zueinander nach innen zeigen. Versuchen Sie zu spüren, welcher Teil Ihres Körpers sich während des Atmens bewegt. Ist es der obere Brustbereich? Der mittlere oder untere? Oder gar der Bauch? Verweilen Sie einige Minuten in dieser Körperhaltung und beobachten Sie Ihren Körper, ohne dabei die Atmung zu verändern. Drehen Sie Ihre Handflächen nun nach oben, ohne dabei Körperhaltung oder Atmung zu variieren. Versuchen Sie wahrzunehmen, welcher Körperbereich während des Atmens verstärkt reagiert. Unterscheidet er sich von dem vorherigen? Merken Sie, welche Auswirkungen die Änderung der Handhaltung, diese vermeintlich geringfügige Änderung des Körpers, auf Sie hat? Ruft man sich ins Bewusstsein, welche körperlichen und psychischen Auswirkungen der Atem haben kann, erhält diese Übung eine viel größere Dimension.

Für die dritte Übung legen Sie Ihre Hände so vor sich, dass die Handflächen zueinanderzeigen. Stellen Sie sich vor, dass Sie Ihre Handflächen gleichzeitig zueinander- und auseinanderbewegen. Arbeiten Sie nur mit Ihrer Vorstellung und lassen Sie Ihre Hände durchgehend in der gleichen Position. Wenn Ihnen das anfangs schwerfällt, ist dies kein Problem. Es ist nicht leicht, sich vorzustellen, dass eine gegensätzliche Bewegung zur selben Zeit durchgeführt wird – mechanisch ist dies ja gar nicht möglich. Aber während der Übung ist es möglich, dass Sie durch diese Vorstellung das Gefühl bekommen, als würde sich Ihr Körper ausdehnen und Sie sich mit Ihrer Umgebung verbinden. Es ist nicht selten, dass Kribbeln und Wärme in den Handflächen entstehen und man das alles umgebende Qi sehr schnell sehr stark und intensiv spüren kann.

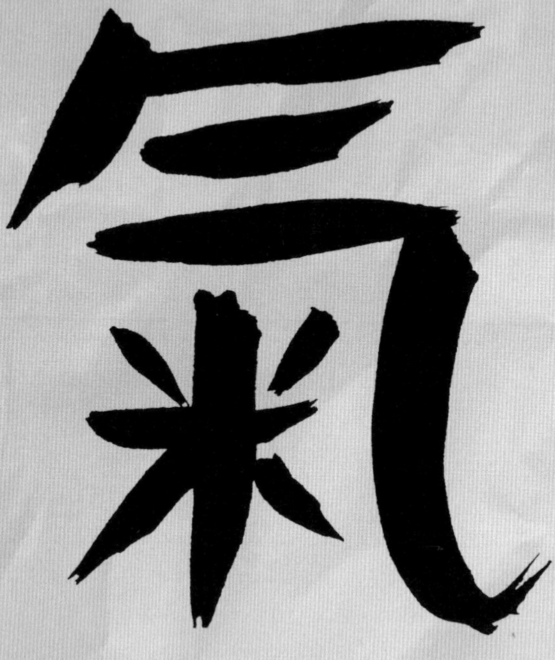
氣

KAPITEL 4

DIE HAUPTÜBUNGEN

„Der schlechte Arzt heilt Krankheiten, der gute Arzt beugt ihnen vor.“

NEI JING

1 Zählen auf Chinesisch

Diese Übung wird in China oft mit kleinen Kindern geübt und eignet sich als Übung, welche komplexere Übungen des Finger-Qigong einleitet. Führen Sie die im Folgenden beschriebenen einzelnen Bewegungen schnell hintereinander aus und strecken Sie nur die erwähnten Finger aus.

Bringen Sie Ihre Hände vor den Körper und strecken Sie für die Eins die Zeigefinger nach oben (1). Für die Zwei strecken Sie Zeige- und Mittelfinger (2), für die Drei Zeige-, Mittel- und Ringfinger (3) und für die Vier Zeige-, Mittel-, Ring- und kleinen Finger nach oben (4). Die Daumen liegen bei all diesen Bewegungen auf den gekrümmten Fingern derselben Hand beziehungsweise bei der Vier in der Handfläche.

Für die Fünf strecken Sie die geöffnete Handfläche nach vorn (5), für die Sechs strecken Sie Daumen und kleinen Finger (6). Die Sieben wird gebildet, indem Sie die Fingerkuppen von gestrecktem Daumen, Zeige- und Mittelfinger derselben Hand miteinander verbinden (7). Für die Acht strecken Sie Daumen und Zeigefinger aus (8), für die Neun beugen Sie die nach oben stehenden Zeigefinger am mittleren Fingergelenk (9). Zum Abschluss kreuzen Sie Zeige- und Mittelfinger derselben Hand für die Zehn (10).

1

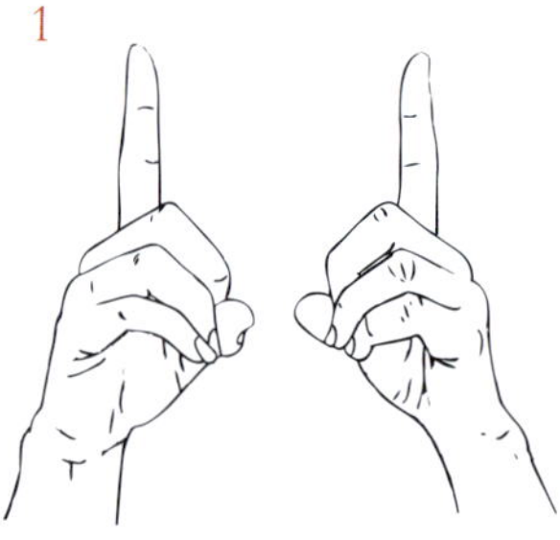

2

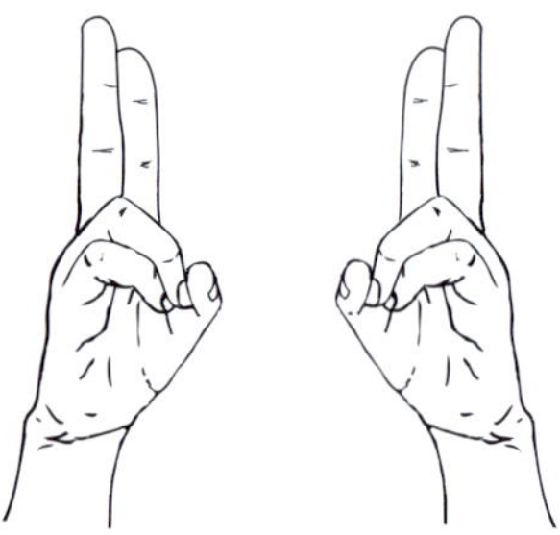

3

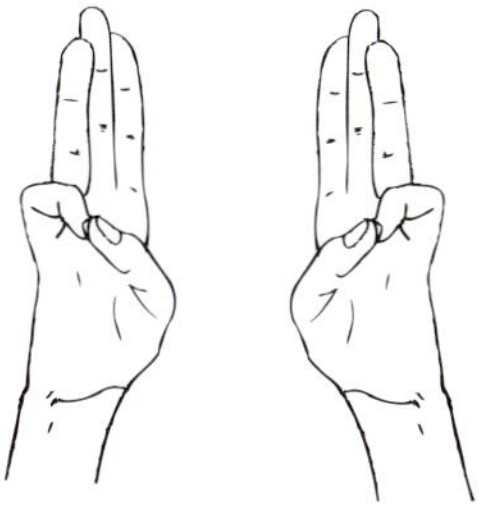

4

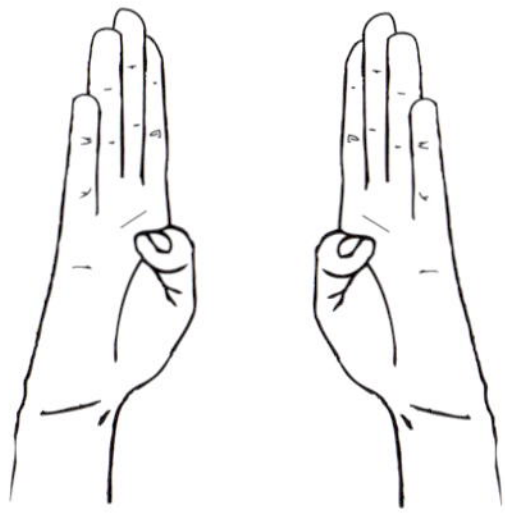

5

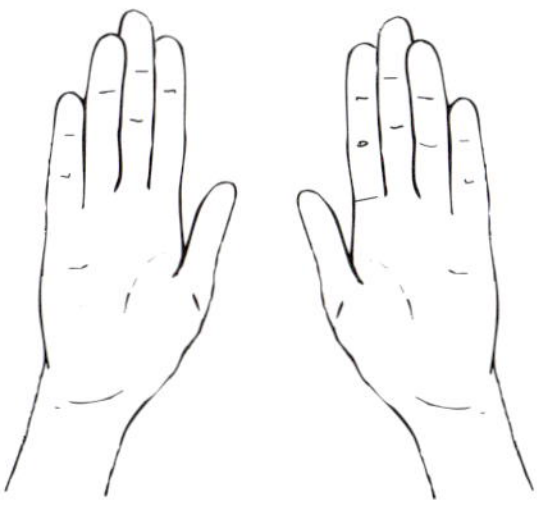

6

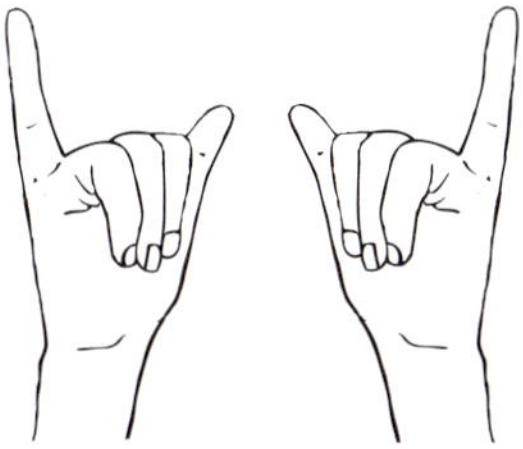

7

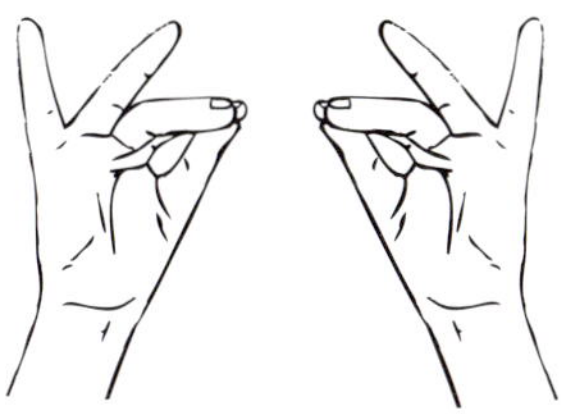

8

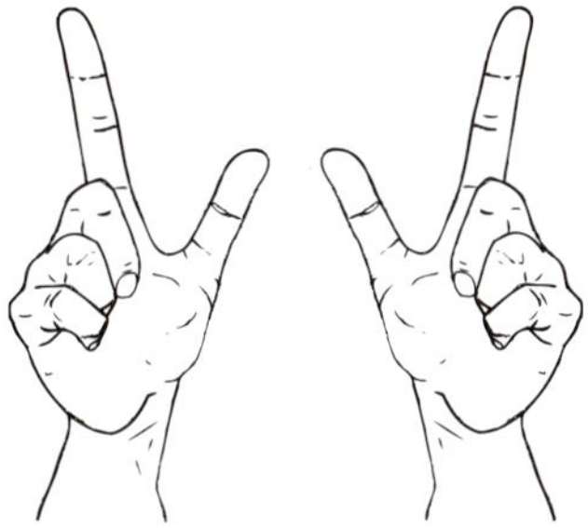

9

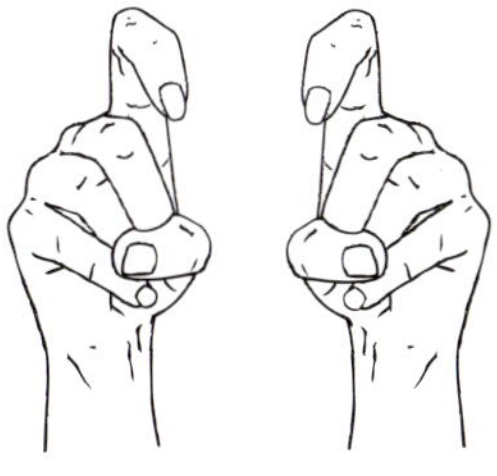

10

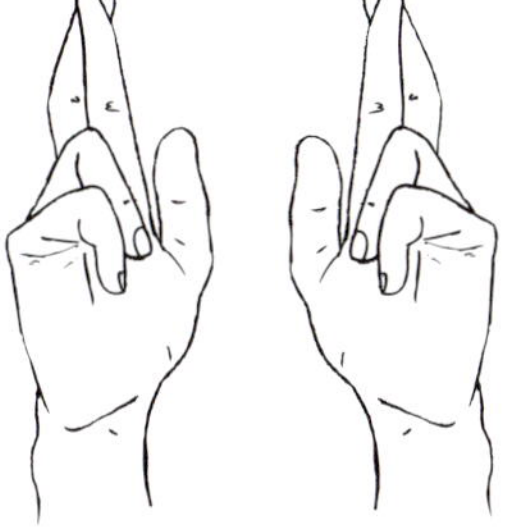

2 Der Schmetterling

Legen Sie die Hände vor dem Körper zusammen, so als ob Sie eine Gebetshaltung einnehmen wollten. Die Handflächen berühren sich dabei, die Finger

1

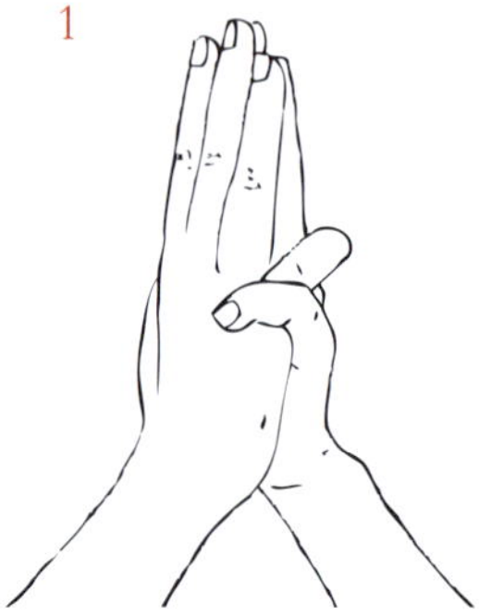

zeigen nach oben. Verschränken Sie jetzt die kleinen Finger miteinander, wobei Sie zunächst den rechten vor den linken Finger legen und dann umgekehrt. Wiederholen Sie dieses Vorgehen, bis Sie diese zwei Bewegungen insgesamt 36-mal ausgeführt haben. Verschränken Sie auf dieselbe Weise nacheinander jeweils 36-mal die beiden Ringfinger, die beiden Mittelfinger, die beiden Zeigefinger und die beiden Daumen. (1)

Anschließend werden jeweils verschiedene Finger miteinander verschränkt, und zwar zunächst gleichzeitig die kleinen Finger und die Ringfinger, dann nacheinander die kleinen Finger und die Mittelfinger, die Zeigefinger und die Daumen – wiederum jeweils 36-mal. Es sind also jeweils immer zwei Finger

2

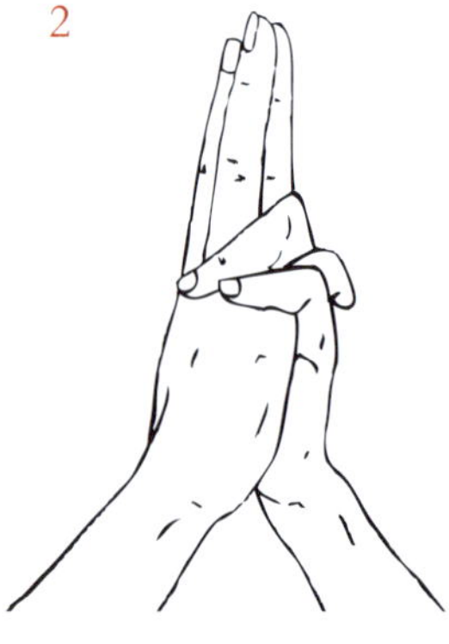

einer Hand mit den entsprechenden Fingern der anderen Hand verschränkt. Die übrigen Finger bleiben während des gesamten Prozesses aufgerichtet. Fahren Sie mit den Ringfingern fort und verschränken diese nacheinander gleichzeitig mit den Mittelfingern, Zeigefingern und Daumen. Hierauf verschränken Sie die Mittelfinger mit den Zeigefingern und dann den Daumen. Abschließend verschränken Sie die Zeigefinger mit den Daumen. (2)

Für den dritten Teil dieser Übung verschränken Sie jeweils 36-mal gleichzeitig die kleinen Finger mit den Ring- und Mittelfingern, dann zeitgleich mit Mittel- und Zeigefingern und zuletzt mit Zeigefingern und Daumen. (3)

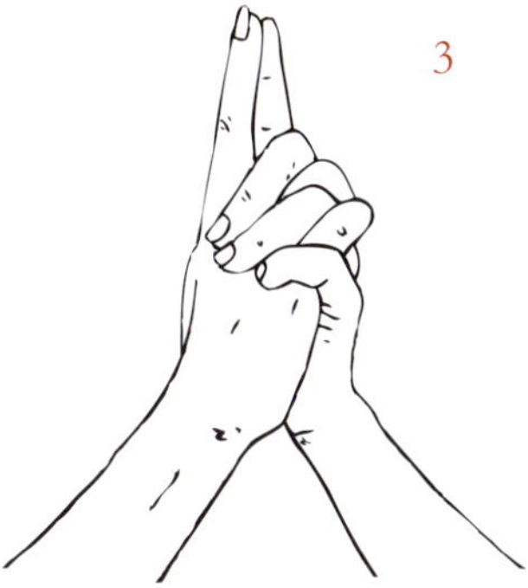

3

Zum Abschluss der Übung verschränken Sie alle Finger miteinander und lassen nacheinander immer ein Fingerpaar gerade stehen. Das heißt, Sie verschränken zuerst Ring-, Mittel-, Zeigefinger und Daumen zeitgleich und bewegen die kleinen Finger dabei nicht. Dann bewegen Sie alle Finger außer den Ringfingern und lassen anschließend nacheinander die Mittelfinger, Zeigefinger und Daumen außen vor. Führen Sie die Bewegungen auch hier jeweils 36-mal aus. (4)

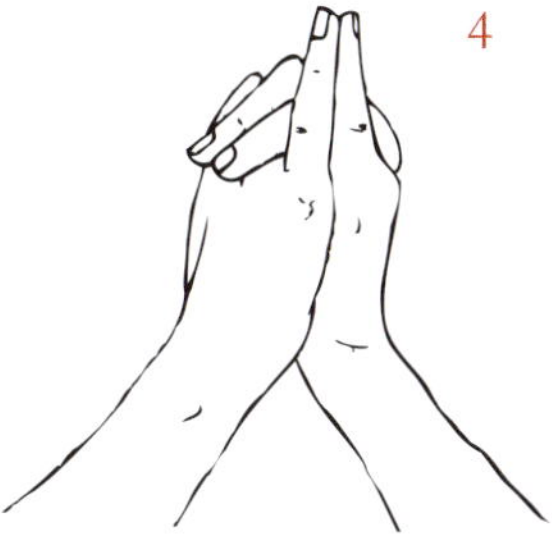

4

3 Handflächen drücken

Legen Sie die Hände auf Brusthöhe zu einer Gebetshaltung zusammen, sodass die Unterarme eine Waagerechte bilden. Die Fingerspitzen zeigen nach oben. Drücken Sie die Handflächen bei der Ausatmung fest aneinander und lösen Sie die Spannung bei der Einatmung. Wiederholen Sie dies neunmal.

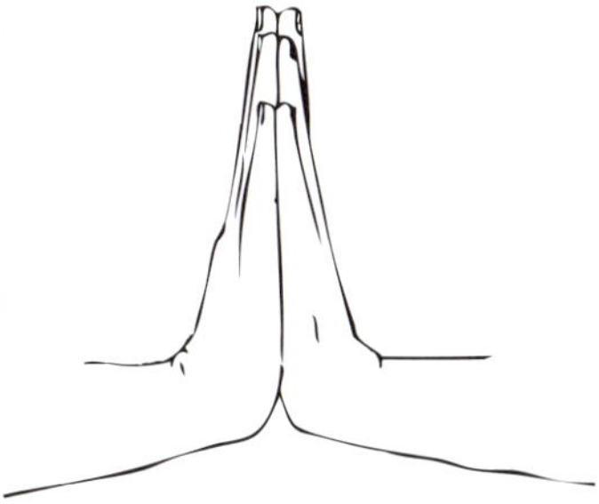

4 Finger reiben

Legen Sie Ihre Hände mit den Handflächen nach unten vor sich auf eine beliebige Unterlage und achten Sie darauf, dass alle Finger aneinanderliegen. Versuchen Sie, immer nur die beschriebenen Finger zu bewegen und alle Finger durchgehend gestreckt zu halten, ohne dass sie sich verkrampfen.

Bewegen Sie den Daumen einige Minuten auf und ab, sodass Sie eine Reibung in dem Zwischenraum zwischen Daumen und Zeigefinger verspüren. Dies unterstützt bei Konzentrationsschwierigkeiten und Unruhe und wirkt sich zudem positiv auf Magen und Dickdarm aus.

Bewegen Sie nun den Zeigefinger auf und ab, sodass er sich am Mittelfinger reibt. Der Daumen liegt dabei durchgehend und ruhig fest am Zeigefinger, der Ringfinger am Mittel- und der kleine am Ringfinger. Dies mindert Ärger und Zorn und wirkt positiv auf Kleinhirn, Leber und Galle.

Reiben Sie nun einige Minuten auf dieselbe Weise den Mittelfinger am Ringfinger. Sie wirken damit positiv auf die Milz ein und unterstützen den Körper in melancholischen und pessimistischen Zuständen.

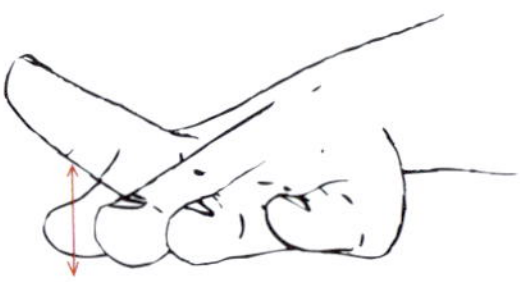

Das Reiben des Ringfingers am kleinen Finger wirkt sich positiv auf die Lunge aus und unterstützt bei Hustenreiz, Ruhebedürfnis und Schläfrigkeit.

5 Daumendrücken

Heben Sie die Hände vor den Körper, ohne diesen zu berühren, und bilden Sie dabei mit den Unterarmen eine waagrechte Linie. Verschränken Sie die Finger ineinander und lassen zeitgleich die Daumen nach oben zeigen, wobei sie sich an den Fingerspitzen berühren. Drücken Sie nun bei jeder Ausatmung die Daumen fest aneinander, sodass Sie eine Spannung in den Armen und Ihrem

Oberkörper spüren. Entspannen Sie beim Einatmen alle Muskeln und lösen den Druck auf den Daumen, ohne den Kontakt der Fingerspitzen zu verlieren. Führen Sie dies neunmal aus.

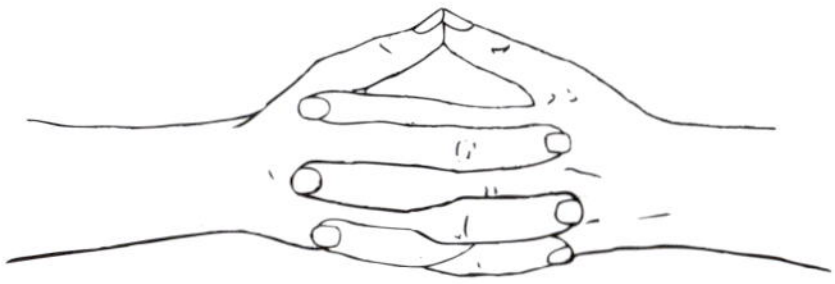

6 Der Gummiball

Heben Sie beide Hände mit den Handflächen zueinander so vor sich, dass der Daumen zum Körper zeigt. Spreizen Sie die Finger (1) und klopfen Sie den oberen Teil der Fingerkuppen 36-mal aneinander (2). Gut auch bei Konzentrationsschwäche.

1

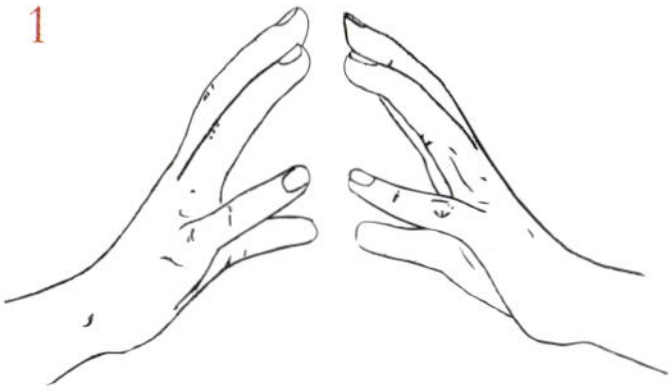

2

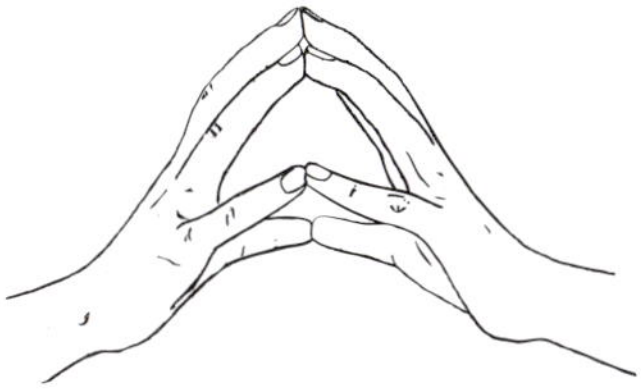

7 Daumen kreisen

Halten Sie Ihre Hände so vor sich, dass die Handflächen zueinander und die Finger nach oben zeigen, die Hände sich aber nicht berühren. Die Ellenbogen können Sie zur Entlastung aufstellen. Männer kreisen nun jeweils 49-mal, Frauen 36-mal den Daumen zuerst von außen nach innen, dann von innen nach außen. Entspannt Nerven und Geist und hilft bei grauem Star.

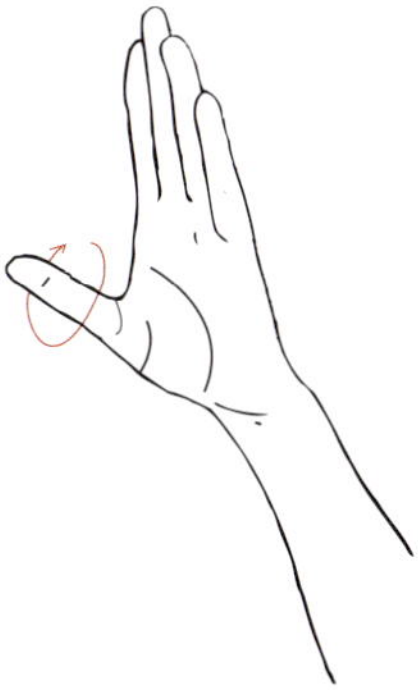

8 Drei Diener senken den Kopf

Halten Sie Ihre Hände so vor sich, dass die Handflächen zueinander und die Finger nach oben zeigen, die Hände sich aber nicht berühren. Die Ellenbogen können zur Entlastung aufgestellt werden. Knicken Sie nun nacheinander die Mittelfinger (1), kleinen Finger (2) und abschließend die Ringfinger (3) am zweiten Glied ein. Männer führen dies insgesamt 49-mal, Frauen 36-mal aus. Diese Übung können Sie auch öfter anwenden, um Ihr Herz-Kreislauf-System noch intensiver zu stärken.

1 2 3

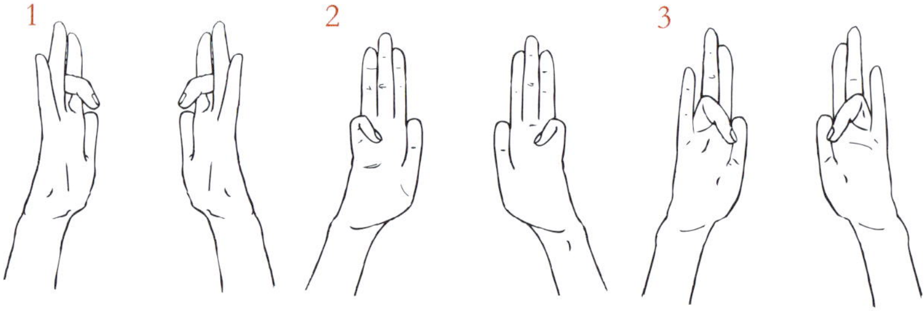

9 Schnuppernder Hirsch

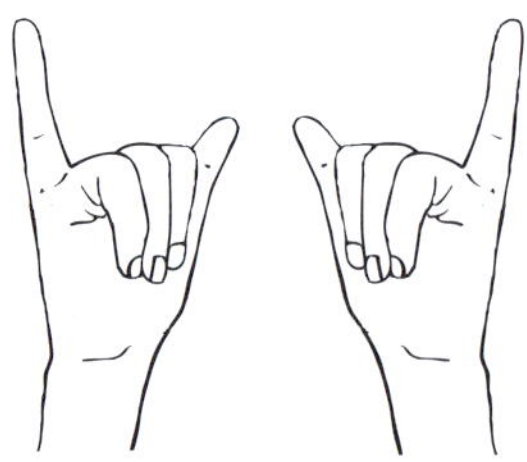

Knicken Sie Zeige-, Mittel- und Ringfinger gleichzeitig (Männer 49-mal, Frauen 36-mal). Gut ist diese Übung unter anderem bei Bauchschmerzen.

10 Mittelfinger massieren

Leiden Sie unter starken Kreislaufbeschwerden, ist es empfehlenswert, mit jeweils dem Daumen und Zeigefinger der anderen Hand einen leichten Druck von der Fingerkuppe des Mittelfingers bis zum Mittelpunkt der Handfläche auszuführen (bei Bluthochdruck in entgegengesetzter Richtung). Massieren Sie auf diese Weise zuerst den rechten Mittelfinger 81-mal und anschließend den linken ebenfalls 81-mal.

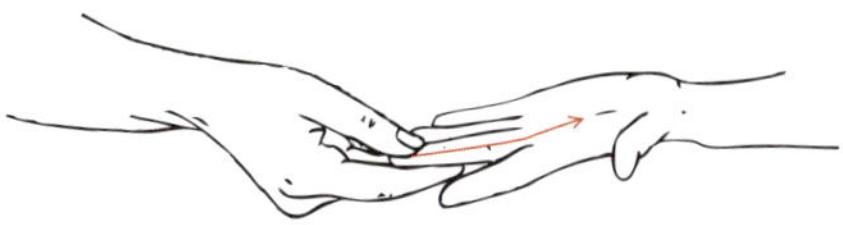

11 Finger und Zehen knicken

Knicken Sie Ihre Ringfinger, Kleinfinger und Fußzehen 60-mal gleichzeitig ein. Frauen, die unter Menstruationsbeschwerden leiden, können diese Übung kurz vor und während der Periode täglich anwenden.

12 Elefantenrüssel spielen

Halten Sie Ihre Hände so vor sich, dass die Handflächen zueinander und die Finger nach oben zeigen, die Hände sich aber nicht berühren. Die Ellenbogen können zur Entlastung aufgestellt werden. Männer knicken beide Mittelfinger insgesamt 49-mal, Frauen 36-mal ein (1). Unterstützend kann dieser Teil der Übung auch bei Fieber angewandt werden.

Anschließend heben Sie Ihre Hände auf Brusthöhe. Verhaken Sie die Mittelfinger so, dass bei Männern der linke Mittelfinger über dem rechten, bei Frauen der rechte über dem linken Mittelfinger liegt (2). Atmen Sie nun ein, wenn Sie aus den Armen heraus einen Zug auf die Finger ausüben, und aus, wenn Sie wieder entspannen Männer führen dies erneut 49-mal, Frauen 36-mal aus. Dieser Teil der Übung kann unterstützend auch

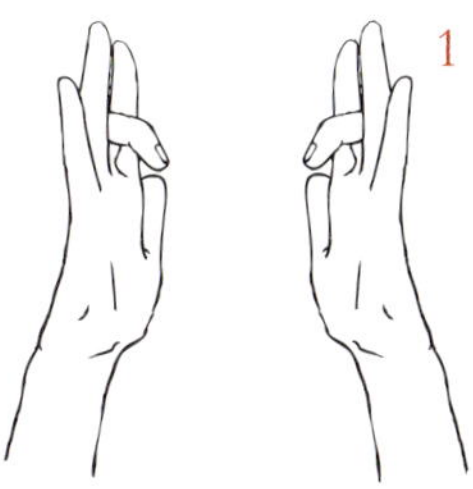

1

2

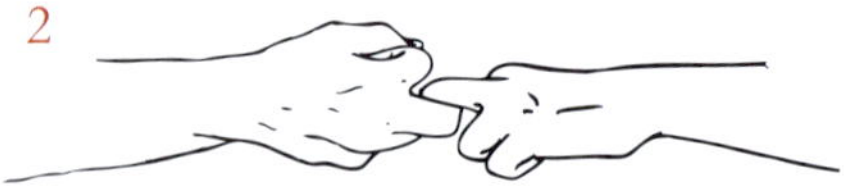

bei Leberbeschwerden eingesetzt werden.

13 Finger klopfen

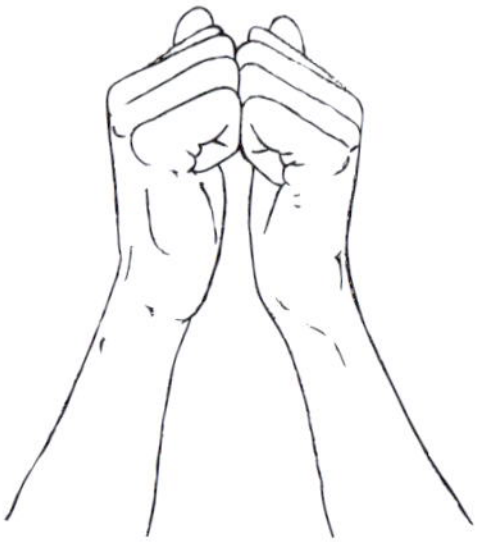

Machen Sie eine lockere Faust, wobei die Handrücken nach außen zur Seite zeigen und die Daumen parallel zueinander auf den Zeigefingern liegen. Klopfen Sie die mittleren Fingerglieder leicht aus dem Handgelenk heraus 36-mal aneinander. Hierbei wird unter anderem der Dreifach-Erwärmer-Meridian gestärkt.

14 Handrücken klopfen

Machen Sie eine lockere Faust und schlagen Sie die Handrücken mit lockerem Handgelenk 36-mal aufeinander. Wiederholen Sie die Übung, wobei dann die zuvor unten liegende Hand oben liegt.
Dies stimuliert die Energiepunkte Baxie, die beispielsweise Arthritis entgegenwirken. Zugleich stärkt es den Dreifach-Erwärmer-Meridian, besonders den Energiepunkt 3E3.

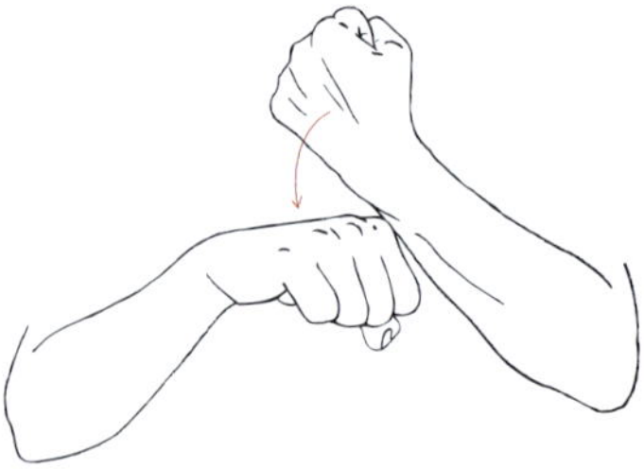

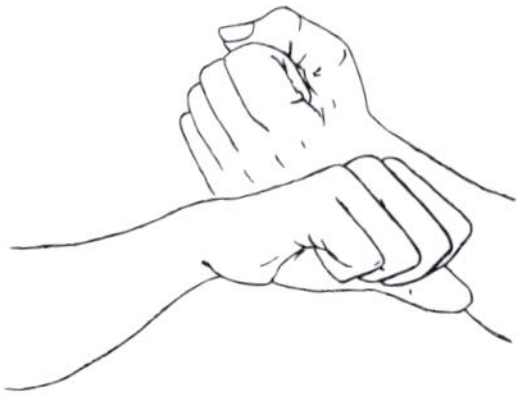

15 Handgelenke klopfen

Machen Sie eine lockere Faust. Klopfen Sie die Innenseiten der Handgelenke 36-mal aneinander. Anschließend können Sie sie zusätzlich aneinanderreiben, wobei sich die Hände gegensätzlich bewegen.

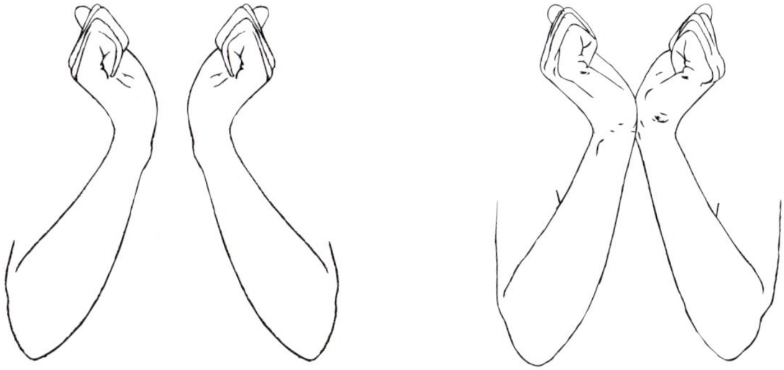

16 Faustübung

Machen Sie eine lockere Faust und legen Sie die Daumen über die Ringfinger derselben Hand. Halten Sie diese Handposition für ungefähr 15 Minuten und führen Sie sie dreimal täglich aus. Sie wirkt unterstützend auf die Verdauungsorgane und stärkt die Leber.
Bei unterdrückten Aggressionen können Sie folgende Übungsvariante ausprobieren: Atmen Sie bei locker geschlossener Faust ein und spannen Sie bei der Ausatmung die Faust an. Führen Sie hiervon mindestens zehn Wiederholungen durch, wobei die Faust durchgehend geschlossen bleibt. Anschließend schütteln Sie die Hände sanft aus.

17 Laogong schlagen

Bilden Sie mit der einen Hand eine Faust und schlagen Sie kräftig mit dem mittleren Fingerglied des Mittelfingers in die Mitte der offenen Handfläche der anderen Hand. Führen Sie dies insgesamt 36-mal aus und wiederholen Sie die Übung seitenverkehrt.

Alternativ können Sie auch mit dem Daumen einige Minuten auf den Akupunkturpunkt Perikard 8 (Laogong, Seite 26) der anderen Handfläche drücken und dies anschließend seitenverkehrt wiederholen. Diese Übung wirkt sich besonders stimulierend und stärkend auf das Herz- und Kreislaufsystem aus.

Zusätzlich können Sie einen Energiepunkt massieren, der sich zwei Daumenbreit unterhalb des Handgelenks in der Mitte der Armbreite befindet. Es ist der sechste Punkt des Perikardmeridians und unter anderem ein symptomatischer Punkt für Beschwerdebilder wie Übelkeit, Erbrechen, Brust- oder Magenschmerzen, Husten, Asthma und Schluckauf.

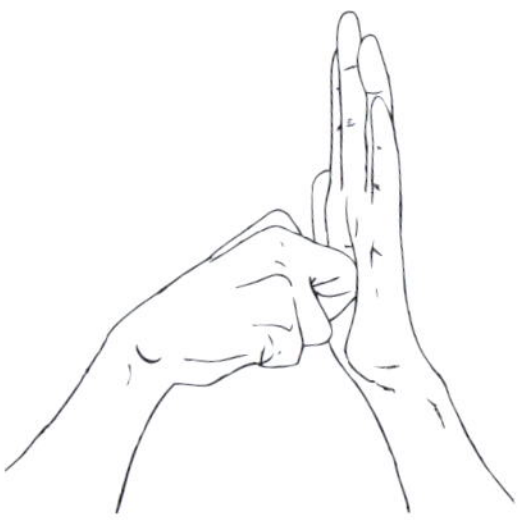

18 Den Becherrand klopfen

Rollen Sie die Finger trichterförmig zusammen und schlagen Sie die Hände an der Öffnung von Daumen und Zeigefinger 36-mal zusammen. Klopfen

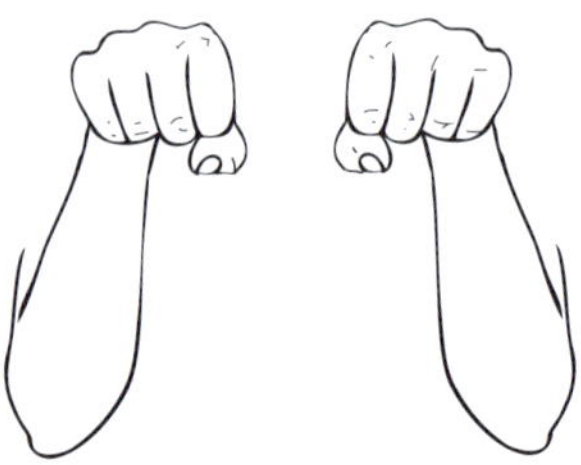

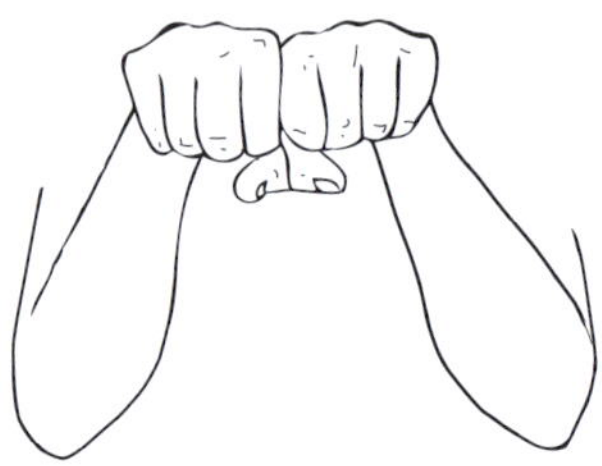

Sie während einer Schwangerschaft nur leicht oder lassen Sie die Übung ganz aus. Eine positive Auswirkung hat diese Übung auf das Organpaar Dickdarm/Lunge. Besonders der Lungenmeridian erfährt eine intensive Stärkung. Stimulierte Energiepunkte sind unter anderem Di1, Lu10 und Lu11 (siehe Seite 22/23).

19 Den Becherboden klopfen

Rollen Sie die Finger trichterförmig zusammen und schlagen Sie den Bereich der kleinen Finger 36-mal zusammen. Hiermit wird unter anderem der Du-Mai-Meridian stimuliert. Der Du-Mai-Meridian ist einer der ersten drei Meridiane, die im Fötus gebildet werden, und verfügt über das meiste Yang. Bei einem Energiemangel können Symptome wie beispielsweise Völle des Magens, Reflux oder Angina pectoris hervorgerufen werden. Die Stimulation gilt besonders den ersten drei Energiepunkten des Meridians. Der erste stellt eine Verbindung zum Ren-Mai-Meridian her, der dritte ist besonders effektiv bei Yang-lastigen Zuständen wie Hyperaktivität beziehungsweise zu deren Vorbeugung. Weiter werden die ersten sieben Punkte des Dünndarmmeridians stimuliert, was besonders bei Wirbelsäulenproblemen, Rückenschmerzen, Entzündungen des Steißbeins und Verdauungsschwäche unterstützend wirkt. Die Stimulation des Energiepunktes Herz 8 (Shaofu, Seite 24) fördert das Gedächtnis und erholsamen Schlaf.

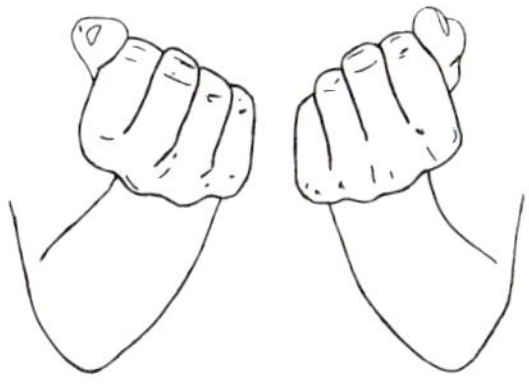

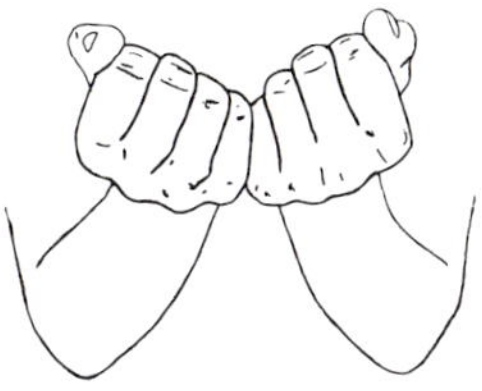

20 Ein Fenster aus vier Fingern

Legen Sie die Daumenspitze der rechten Hand auf die Zeigefingerspitze der linken sowie die Daumenspitze der linken auf die Zeigefingerspitze der rechten (1). Lösen Sie die Finger voneinander und drehen Sie die Handgelenke um etwa 180 Grad, während Daumen und Zeigefinger in L-Form abgespreizt bleiben, und legen erneut dieselben Finger aufeinander (2). Wechseln Sie schnell 36-mal hin und her. Führen Sie die gleiche Bewegung nun mit Daumen und Mittelfinger, Daumen und Ringfinger und abschließend mit Daumen und kleinem Finger durch.

1

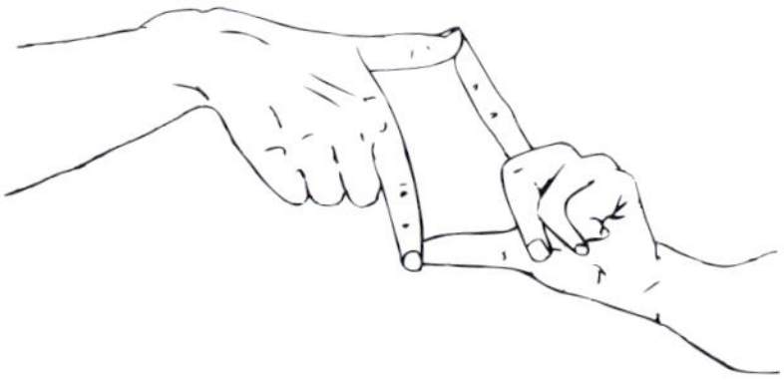

2

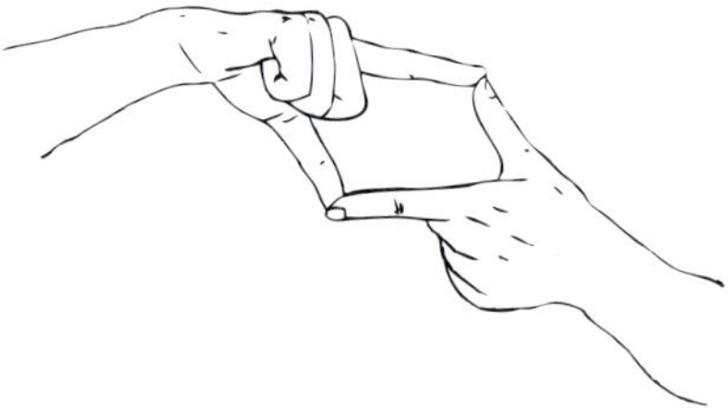

21 Mittelfinger kreisen

In der traditionellen Medizin wird oftmals der Mittelfinger mit der sexuellen Energie in Verbindung gebracht. Man sagt, die Geschlechtsorgane könnten gestärkt und sexuelle Kraft und Kreislauf gefördert werden, wenn man folgende Übung durchführt: Kreisen Sie die Mittelfinger einzeln oder zusammen 9-mal (erweitert 36-mal) im und dann 6-mal (erweitert 24-mal) gegen den Uhrzeigersinn und ziehen Sie abschließend an jeweils jedem Finger. Die übrigen Finger bleiben dabei locker gestreckt.

22 Fangspiel

Spreizen Sie Ihre Finger und legen Sie Ihre Hände so zusammen, dass sich jeweils die Fingerspitzen berühren. Lassen Sie nun die Kleinfinger zehnmal nach innen und anschließend zehnmal nach außen umeinanderkreisen. Achten Sie dabei darauf, dass sich nur die beiden Finger bewegen und alle anderen still bleiben. Es kann eine Weile dauern, bis Sie es schaffen, die übrigen Finger still zu halten. Lassen Sie sich jedoch dadurch nicht entmutigen. Wiederholen Sie dies nacheinander mit Ring-, Mittel-, Zeigefinger und Daumen und wiederholen dann die gesamte Bewegungsabfolge, sodass Sie insgesamt dreimal durchgeführt wurde. Diese Übung eignet sich unter anderem auch zum Abnehmen.

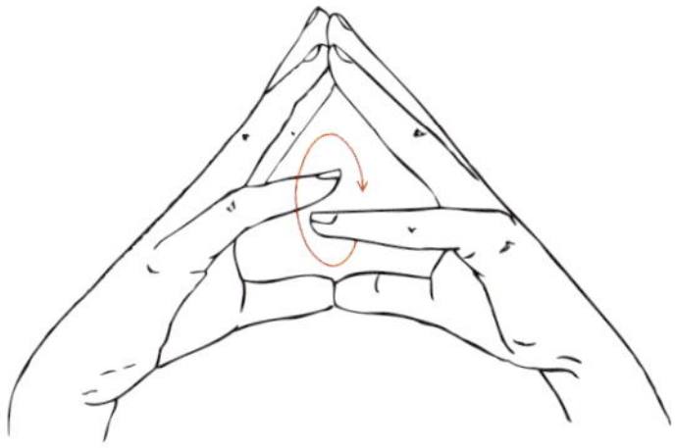

23 Finger drücken

Spreizen Sie Ihre Finger und legen Sie Ihre Hände so zusammen, dass sich jeweils die Fingerkuppen berühren – Daumen an Daumen, Zeigefinger an Zeigefinger und so weiter. Drücken Sie die Finger bei der Ausatmung fest aneinander und entspannen Sie sie bei der Einatmung, ohne den Hautkontakt zu lösen. Wiederholen Sie das Ganze insgesamt 36-mal. Diese Übung ist unter anderem bei Konzentrationsschwäche empfehlenswert.

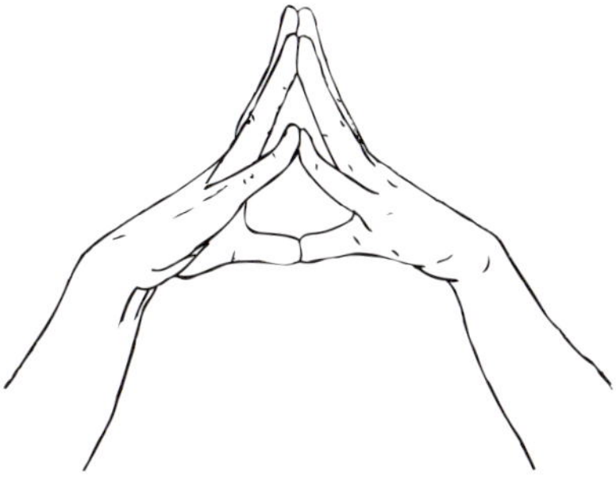

24 Finger knicken

Diese Übung wird bei Männern und Frauen seitenverkehrt durchgeführt. Die jeweilige Seite für Männer entnehmen Sie bitte den Klammern. Strecken Sie nach jedem Einknicken die Finger erneut aus und knicken Sie die erwähnten Finger stets gleichzeitig.
Knicken Sie zuerst den linken (rechten) Ring- und den rechten (linken) Mittelfinger (1), anschließend die Mittelfinger beider Hände (2) und erneut den linken (rechten) Ring- und rechten (linken) Mittelfinger (1). Knicken Sie dann den linken (rechten) Daumen und den rechten (linken) Kleinfinger ein (3). Besonders empfehlenswert ist diese Übung unter anderem zur Stärkung des Gehirns und Förderung der Konzentration.

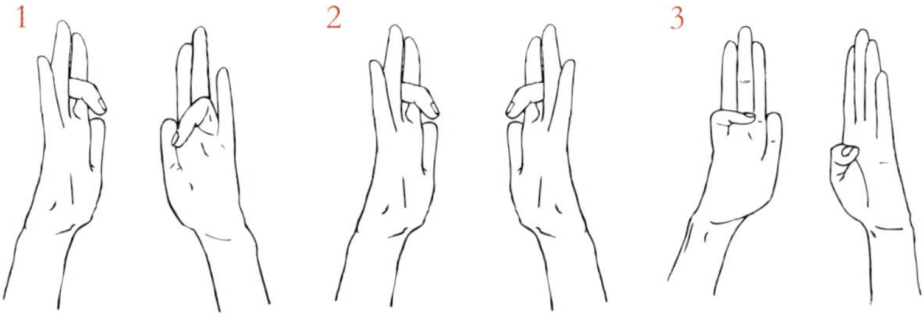

25 Mit den Flügeln schlagen

Heben Sie beide Hände ungefähr auf Brusthöhe, die Ellenbogen nach außen. Die Handflächen zeigen dabei zum Körper, die Mittelfinger berühren sich (1). Lösen Sie nun die Berührung und bilden Sie Fäuste, wobei die Hände auf derselben Höhe bleiben und Sie mit den Mittelfingern einen leichten Druck in den Handflächen ausüben (2). Atmen Sie währenddessen aus. Atmen Sie ein, wenn Sie die Handflächen wieder öffnen, und achten Sie darauf, dass sich Ihre

Mittelfinger dabei erneut berühren. Bei akuten Beschwerden des Herz-Kreislauf-Systems können Sie diese Übung stündlich ausführen sowie durch die Übung „Laogong schlagen" (Seite 64) ergänzen.

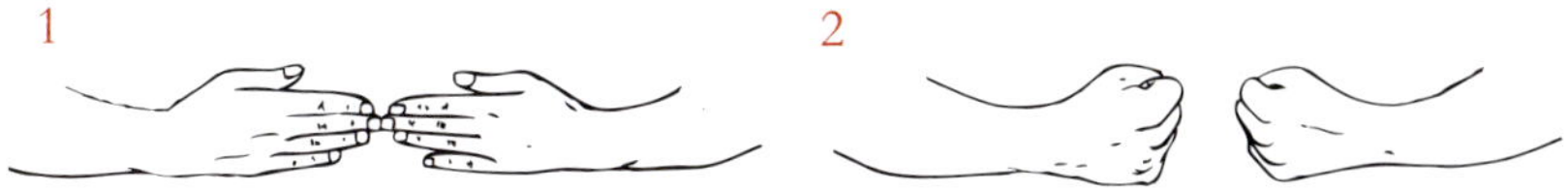

26 Hände verschränken

Spreizen Sie die Finger und schlagen die Hände so zusammen, dass sich die Fingerzwischenhäute berühren. Dies stimuliert hauptsächlich die Energiepunkte Baxie sowie die Augen- und Ohrenfunktion. Führen Sie dies insgesamt 36-mal durch. Erweiterung: Greifen Sie nacheinander einige Minuten lang in die Bereiche, die sich direkt unter den jeweiligen Zwischenbereichen der Finger befinden. Der Daumen der anderen Hand liegt dabei an der Handflächen-, der Zeigefinger auf der Handrückenseite der anderen Hand.

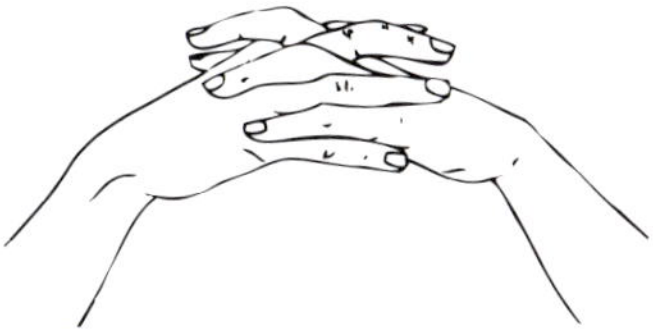

27 Tigermäuler küssen sich

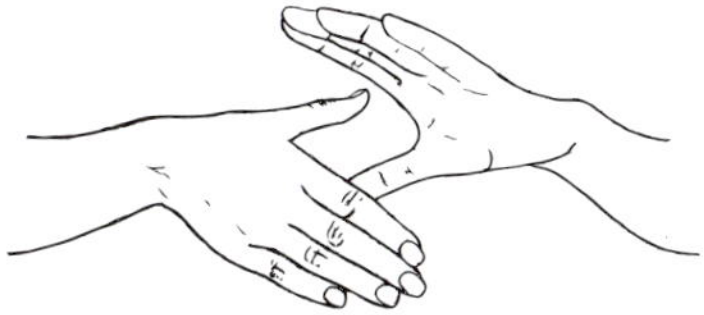

Schlagen Sie das sogenannte Tigermaul – den Bereich zwischen Daumen und Zeigefinger – 36-mal zusammen und wiederholen Sie die Übung, wobei dann die zuvor unten liegende Hand oben liegt. Frauen beginnen die Übung mit der rechten Hand oben liegend, Männer mit der linken. Stärkend wirkt dies auf den Lungen- und Dickdarmmeridian sowie auf die Energiepunkte Baxie. Führen Sie diese Übung nicht während der Schwangerschaft, bei Durchfall oder exzessivem Schwitzen aus.

28 Tigermaul drücken

Führen Sie diese Übung eher vor dem Schlafengehen aus und üben Sie sie bei Einschlafschwierigkeiten regelmäßig. Weiter ist sie auch bei Erkältungen, Asthma, Heuschnupfen, Nebenhöhlenbeschwerden, Beschwerden im Kopfbereich, Blähungen und Schmerzzuständen hilfreich. Führen Sie sie jedoch nicht während der Schwangerschaft, bei Durchfall, exzessivem Schwitzen oder emotionaler Instabilität aus.

Stellen Sie sich eine weiterführende Mittellinie des linken Zeigefingers vor und greifen Sie so mit rechten Zeigefinger und Daumen zwischen den Zeigefinger und Daumen der linken Hand, dass Ihr rechter Daumen auf dieser Linie in der linken Handfläche liegt. Drücken Sie auf diesen Bereich, der mit dem Zwerchfell und Solarplexus in Verbindung steht und sich eine Zeigefingerbreite vom Tigermaul entfernt befindet. Atmen Sie aus, wenn Sie Druck ausüben, und ein, wenn Sie loslassen. Führen Sie die Übung anschließend analog mit der anderen Hand aus.

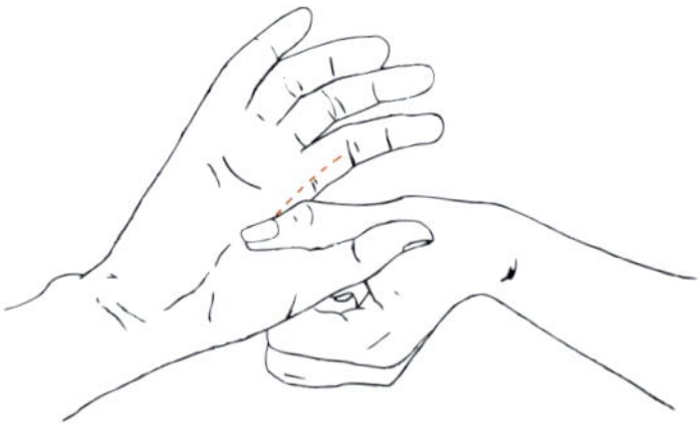

Wechseln Sie nun die Handhaltung und drücken so in das Tigermaul, dass sich Ihr rechter Zeigefinger in der linken Handfläche und der rechte Daumen auf dem linken Handrücken befindet. Drücken Sie kräftig mit beiden Fingern zu. Wenn Sie dabei Schmerzen verspüren, kann dies darauf hindeuten, dass sich im Dickdarm Energie gesammelt und gestaut hat, was wiederum unter anderem zu Verstopfungen führen kann.

In einem solchen Fall können Sie bis zu zehn Minuten lang einen stärkeren Druck auf die Stellen ausüben. Zusätzlich können Sie bei akuten Beschwerden auch kleine und langsame Kreise auf diesen Stellen ausführen – allerdings nur in entgegengesetzter Uhrzeigerrichtung und ohne das auf Seite 47 beschriebene abschließende Drücken. Zeitgleich kann diese Übung auch unterstützend bei Spannungsschmerzen wirken.

29 Handgelenke kreisen

Heben Sie die Hände auf etwas unter Brusthöhe. Verschränken Sie die Finger miteinander und legen die Handflächen aufeinander, sodass kein Zwischenraum mehr vorhanden ist. Legen Sie die Daumen parallel zueinander auf die Zeigefinger (1). In dieser Stellung werden die Hände anfangs 8-mal (nach einiger Übungszeit 36-mal) in eine Richtung und anschließend 8-mal (beziehungsweise 24-mal) in die andere Richtung gekreist (2/3). Frauen beginnen im, Männer entgegen dem Uhrzeigersinn. Diese Bewegung dient der Öffnung der Handgelenke und der Durchlässigkeit aller Meridiane. Eine intensive Stimulation erfahren unter anderem die Energiepunkte Herz 6, Herz 7, Perikard 7 und Dreifach-Erwärmer 4 (siehe Seite 24, 26/27).

1

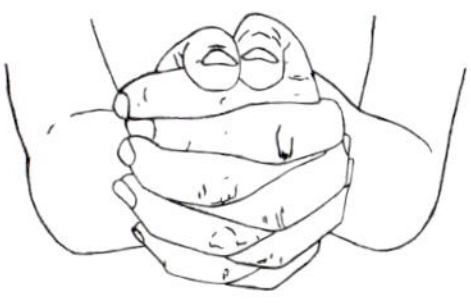

2

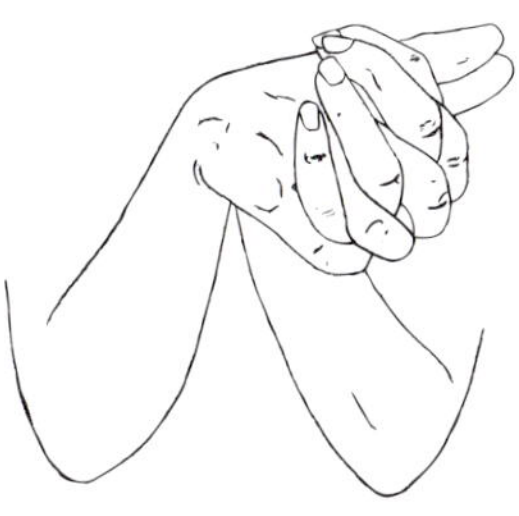

3

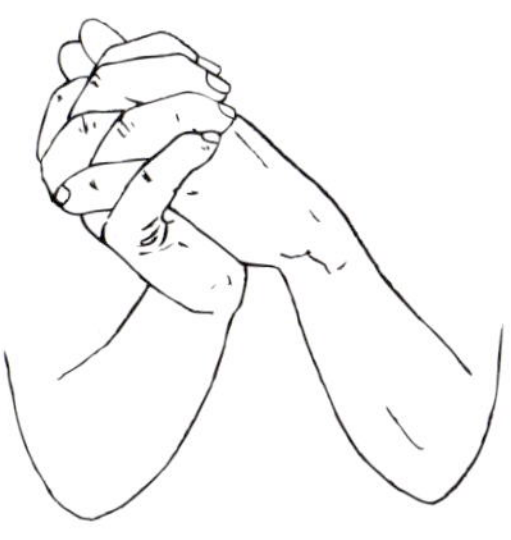

30 Zweimal drehen, einmal ziehen

Fassen Sie den Daumen der rechten Hand mit Daumen und Zeigefinger der linken Hand und drehen ihn zehnmal leicht vom Körper weg, anschließend zehnmal zum Körper hin. Zum Abschluss ziehen Sie sanft an dem Finger. Wiederholen Sie dieses Vorgehen nacheinander an Zeigefinger, Mittelfinger, Ring- und kleinem Finger und führen die Übung anschließend analog mit den Fingern der linken Hand durch.

Dies ist eine der direktesten Stimulationen sämtlicher Meridiane, die in den Händen verlaufen. Durch das sanfte Ziehen und Bewegen in ungewohnte Richtungen werden zusätzlich Gelenke und die Muskulatur gelockert, was besonders für Musiker und Künstler interessant ist. Über den kleinen Finger wird der Herz- und Dünndarm-, über den Ringfinger der Dreifach-Erwärmer-, über den Mittelfinger der Perikard-, über den Zeigefinger der Dickdarm- und über den Daumen der Lungenmeridian gestärkt. Stimulierte Energiepunkte sind unter anderem Herz 9, Dünndarm 1, Dünndarm 2, Lunge 11 und Perikard 9 (siehe Seite 23, 25/26). Bei Bürotätigkeiten eignet sich diese Übung sehr gut, weil sie Verspannungen in den Fingern schnell abbauen kann und sie wiederbelebt. Zeitgleich unterstützt sie bei Nackenschmerzen, Arthrose und rheumatischen Erkrankungen.

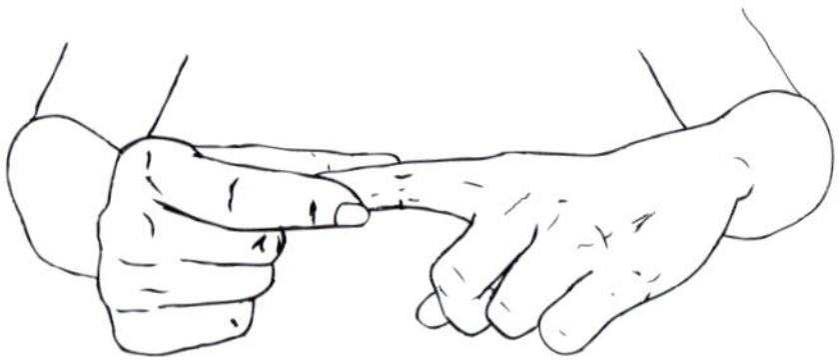

Zusätzlich können Sie Ihren Daumen mit dem Daumen und Zeigefinger der anderen Hand greifen und 36-mal seitlich nach links und rechts beugen. Dies entspannt unter anderem den Nackenbereich, welcher bei Bildschirmarbeit oft verspannt. Ein Drücken des Handflächenbereichs auf Höhe des Endglieds des kleinen Fingers kann zusätzliche Erleichterung bei Schulterschmerzen schaffen.

31 Handmassage

Drücken Sie mit dem linken Daumen fest in die Mitte der rechten Daumenkuppe, dann in den äußeren Nagelfalz des Daumens (1). Fassen Sie den rechten Daumen seitlich mit linkem Daumen und Zeigefinger. Streichen Sie mit dem linken Daumen nun dreimal sanft an der Innenseite des rechten Daumens vom Nagelfalz bis zur Mitte des Handgelenks herab (2). Wiederholen Sie dieses Vorgehen anschließend dreimal am Zeigefinger (3) und einmal an den übrigen Fingern, jeweils bis zum Handgelenk (Ausnahme: bei Bluthochdruck Mittelfinger vom Grundgelenk Richtung Spitze entlangfahren).

1

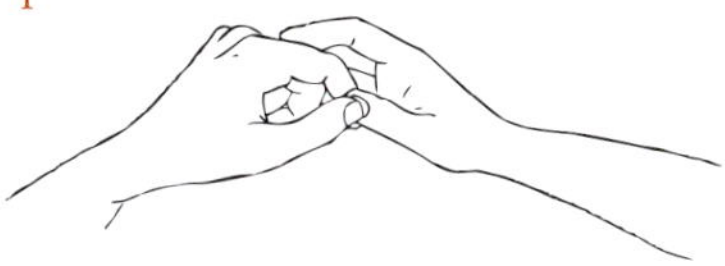

2

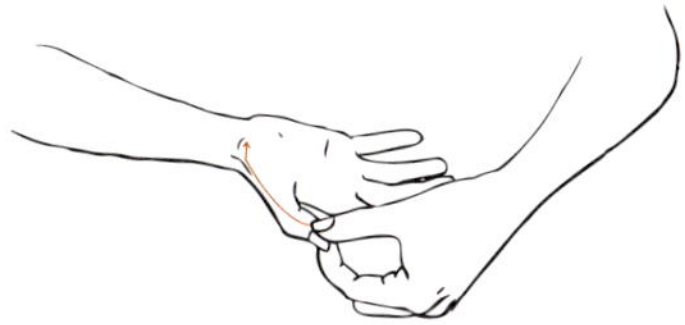

3

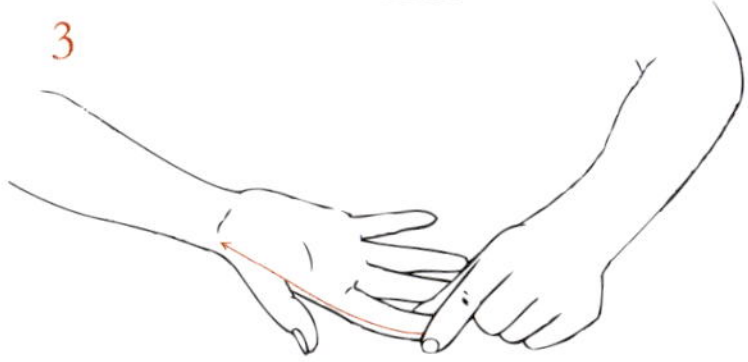

Das Herabfahren an End- und Mittelgelenk Richtung Handgelenk ist besonders bei Verspannungen des Nackens empfehlenswert. Gleichzeitig verläuft auf der radialen Seite des Zeigefingers eine wichtige Energielinie. (Als radiale Seite der Hand wird die Seite bezeichnet, an welcher der Daumen anliegt, im Gegensatz zur ulnaren Seite, an welcher der kleine Finger anliegt.)
Zusätzlich können Sie bei Kopfschmerzen auch den Daumen zwischen Daumen und Zeigefinger der anderen Hand nehmen, sodass der eine Daumen den anderen unterhalb des Nagels berührt. Pressen Sie Zeigefinger und Daumen einige Sekunden zusammen und drücken Sie auf diese Weise um den Daumennagel herum.
Eine weitere Möglichkeit bei Kopfschmerzen ist es, mit Druck die Fingerkuppen entlangzustreichen – quer von einer Fingerseite zur anderen (an Zeige- und

Mittelfinger drücken Sie Richtung kleiner Finger, an kleinem und Ringfinger Richtung Zeigefinger). Drücken Sie abschließend drei Minuten auf den äußeren Nagelfalzwinkel des Ringfingers. Dies kann bei Spannungskopfschmerzen lindernd wirken.

Um die Hauptübung weiterzuführen, drücken Sie nun sanft nacheinander in alle Fingerkuppen und wiederholen Sie dieses Vorgehen zweimal. Fahren Sie anschließend von der Radialseite beginnend am Grundgelenk des Daumens entlang, anschließend in einer durchgehenden Linie die Grundgelenke von Zeige-, Mittel-, Ring- und kleinem Finger (4), dann Grundglied (in drei Bahnen) (5), Mittelgelenk (6), zuletzt Mittelglied (in drei Bahnen) (7). Führen Sie dabei insgesamt je drei Wiederholungen aus.

Fahren Sie die Mittellinie der Finger auf der Handflächenseite von Grundgelenk Richtung Fingerspitze entlang, um dadurch die Nebenhöhlen zu stärken (8). Führen Sie dies einmal vom Daumen über den Zeige-, Mittel- und Ring- bis hin zum kleinen Finger aus und gehen Sie anschließend in umgekehrter Reihenfolge wieder zurück zum Daumen.

Nehmen Sie nun jeweils die Bereiche zwischen den einzelnen Fingern so zwischen linken Daumen und Zeigefinger, dass der Daumen zwischen

4

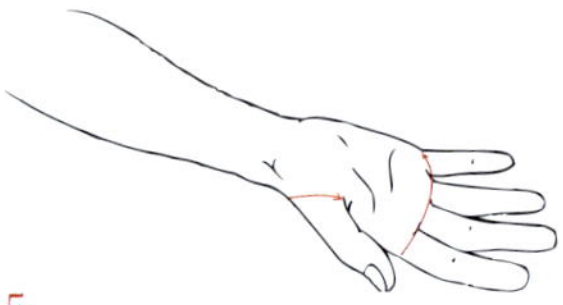

5

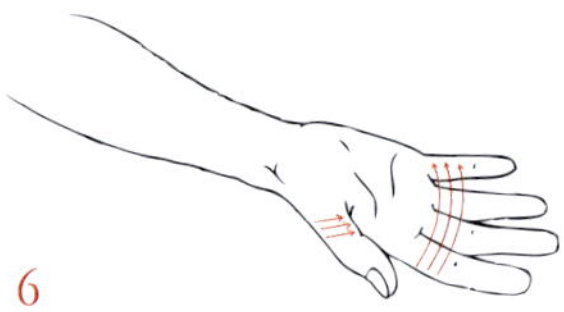

6

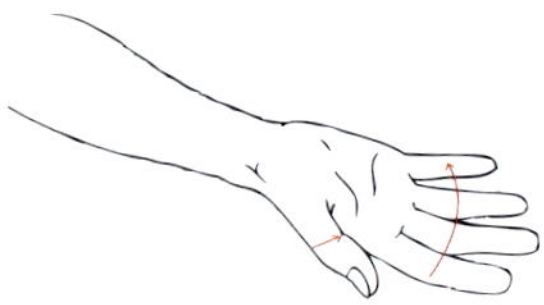

7

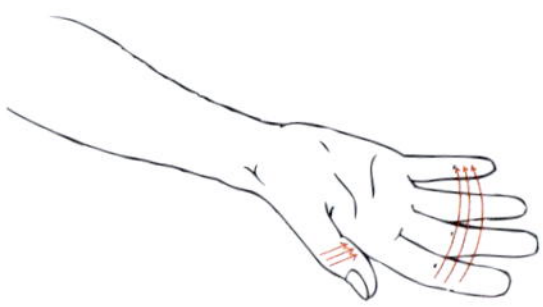

8

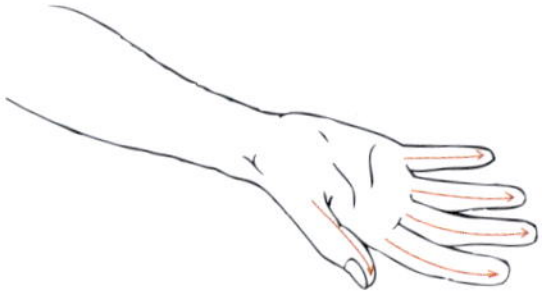

Herzlinie und Fingergrundgelenken in der Handinnenfläche aufliegt. Zupfen Sie nacheinander die in der Illustration 9 mit Punkten markierten Stellen und wiederholen Sie den Durchgang zweimal (9).

9

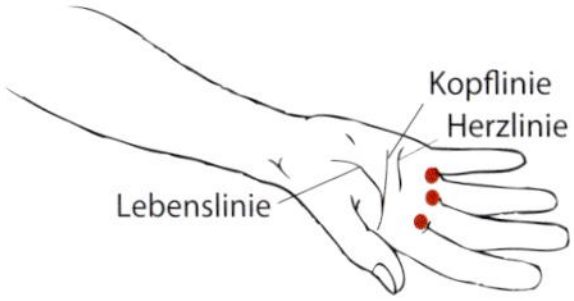

Fahren Sie den Bereich zwischen Herz- und Kopflinie Richtung Zeigefinger entlang, dann seitlich an der Lebenslinie bis zur Handmitte. Wiederholen Sie dies zweimal (10).

10

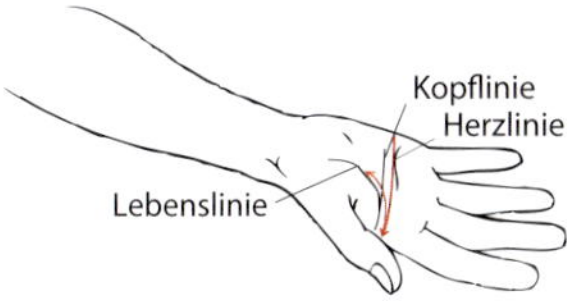

Streichen Sie nun das mittlere Handflächendrittel in waagrechten, parallel verlaufenden Linien Richtung Radialseite (zum Daumen gewandte Handseite) sowie in entgegengesetzter Richtung (11). Wiederholen Sie dies zweimal und führen es analog mit dem unteren Handflächendrittel dreimal aus. Wiederholen Sie die komplette Massage an der anderen Hand.

11

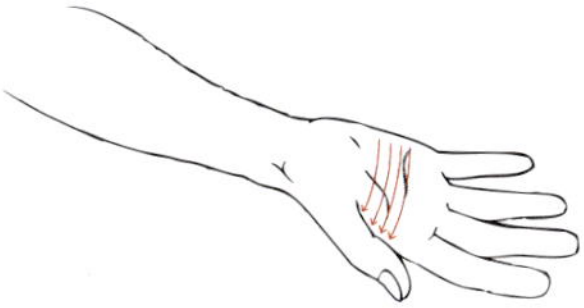

32 Finger schnipsen

Legen Sie die Zeigefinger auf den Daumennagel der jeweils gleichen Hand und schnipsen dann mit dem Daumen. Legen Sie dann nacheinander den Daumen auf alle übrigen Finger und lassen die Finger darunter hervorschnipsen. Führen Sie dies insgesamt 36-mal aus.

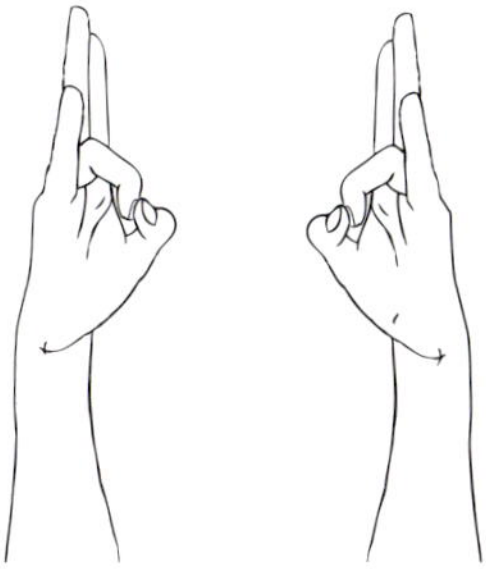

Hierbei erfahren die Anfangs- und Endpunkte (zum Beispiel Lunge 11 und Dickdarm 1, siehe Seite 23) der jeweiligen Meridiane eine Einwirkung, durch die sie stimuliert werden. Gleichzeitig kommt bei dieser Übung die ayurvedische Lehre schön zum Tragen, die jedem Finger ein bestimmtes Element zuordnet. So steht der Daumen mit dem Feuer-, der Zeigefinger mit dem Luft-, der Mittelfinger mit dem Himmel-, der Ringfinger mit dem Erd- und der kleine Finger mit dem Wasserelement in Verbindung. Energieungleichgewichte im Wasserelement, die sich beispielsweise in einer trockenen Haut, trockenem Mund und Augen, Blasenbeschwerden und Ähnlichem zeigen können, werden ausgeglichen, wenn der Daumen mit der Fingerspitze des kleinen Fingers in Berührung kommt. Bei derartigen Beschwerden lassen Sie die beiden Finger sich berühren und drücken den kleinen Finger leicht. Dies wirkt zugleich stärkend auf die Nieren und reguliert die Körperflüssigkeiten. Bleiben Sie ungefähr 15 Minuten in dieser Haltung und führen Sie sie dreimal täglich aus.

ÜBUNGSVARIANTEN

Drücken Sie bei Einschlafstörungen für die Dauer von etwa sieben Minuten gleichzeitig die einzelnen Fingerkuppen gegen die Daumenkuppen derselben Hand. Zeitgleich kann dies auch bei Konzentrationsschwäche unterstützen.

Bei Appetitlosigkeit können Sie die Fingerspitzen von Daumen und Zeigefinger leicht aufeinanderlegen, während die anderen drei Finger gestreckt nach oben ausgerichtet sind. Halten Sie diese Handhaltung ungefähr 15 Minuten und führen Sie sie dreimal täglich aus.

Bei Hautkrankheiten und zur Unterstützung von Fingernägeln, Haaren und Sehnen können Sie die Fingerspitzen von Daumen und Ringfinger leicht aufeinanderlegen, während die anderen drei Finger gestreckt vom Körper weg weisend ausgerichtet sind. Halten Sie diese Handhaltung ungefähr 15 Minuten. Bei akuten Hautbeschwerden können Sie sie mehrmals am Tag für ungefähr 10 Minuten ausführen.

33 Der Daumen klopft auf die Finger

Berühren Sie die Zeigefingerspitzen mit den Daumen derselben Hand (1). Berühren Sie dann mit den Daumen die Ringfingerspitzen zweimal (2), dann die Mittelfingerspitzen dreimal (3) und abschließend die Kleinfingerspitzen viermal (4). Führen Sie die Übung rückwärts noch einmal durch und wiederholen Sie sie, sodass sie insgesamt 16-mal durchgeführt wurde. Führen Sie dieselbe Übung abschließend 8-mal nur mit der linken Hand aus.
Weiterführend können Sie die Übung erneut wiederholen und dabei nicht mehr die Fingerspitzen einander berühren lassen, sondern das Endglied des Daumens und die mittleren Fingerglieder. Abschließend berühren Sie das obere Daumenglied fünfmal mit dem Mittelfinger. Besonders bei Schlaf- und Appetitlosigkeit kann diese Übung unterstützend wirken.

1

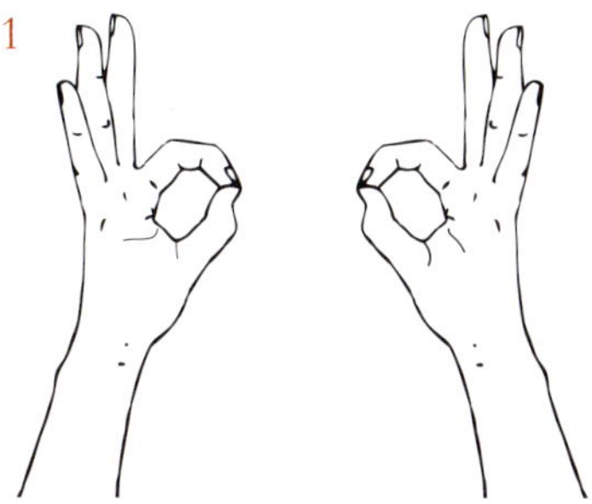

2

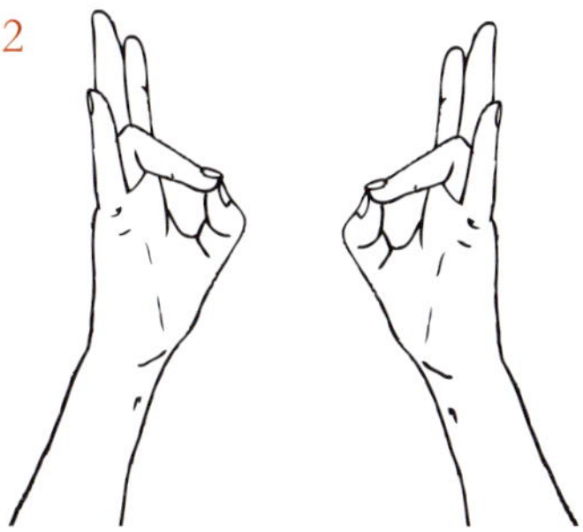

3

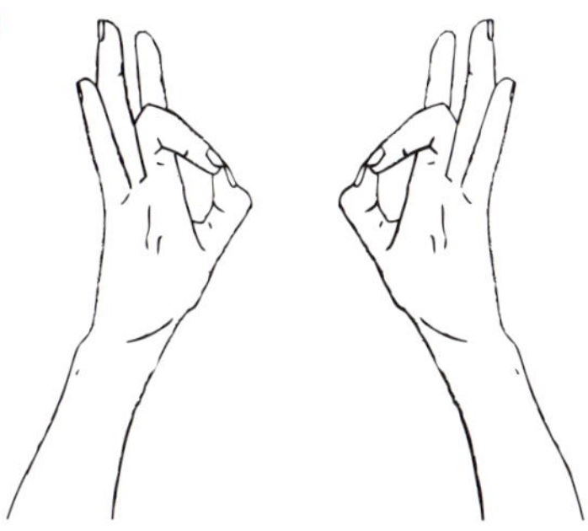

4

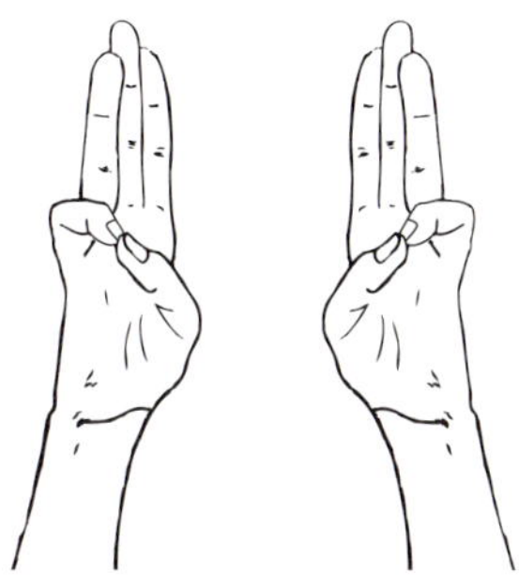

34 Bewegte Gebetshaltung

Führen Sie die Hände etwa auf Brusthöhe, sodass die Finger nach oben zeigen und die Handflächen aufeinanderliegen (1). Spreizen Sie nun die beiden kleinen Finger 36-mal vom Körper weg, wobei sich die übrigen Finger nicht bewegen dürfen (2). Bringen Sie die Finger wieder in die Ausgangsstellung und ziehen Sie beide Zeigefinger 36-mal zum Körper hin, während die übrigen Finger still halten (3). Zuletzt spreizen Sie die Zeige- und kleinen Finger 36-mal gleichzeitig (4). Dies fördert besonders die Durchlässigkeit von Herz-, Dünndarm- und Dickdarmmeridian und trainiert das Gehirn. Interessant ist bei dieser Übung die Vorstellung, dass eine Verbindung zwischen der Yin- (kleiner Finger) und der Yang-Seite (Zeigefinger) der Hand geschaffen wird.

1

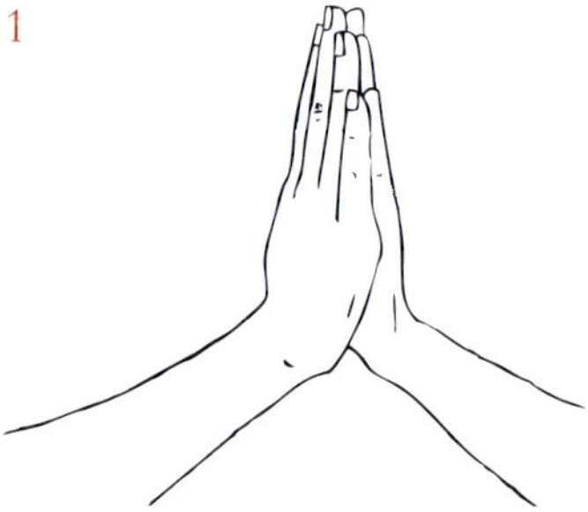

2

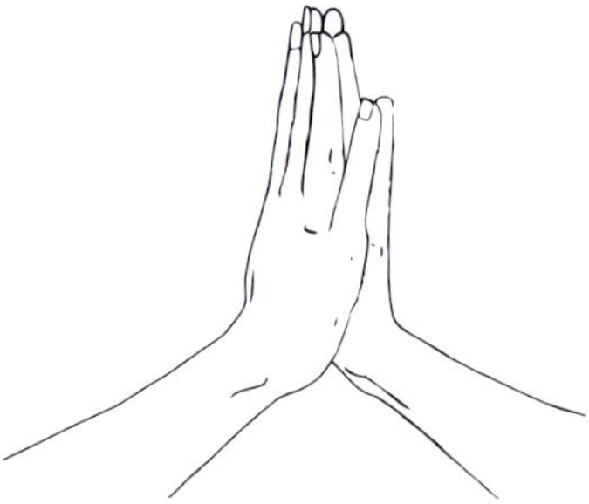

3

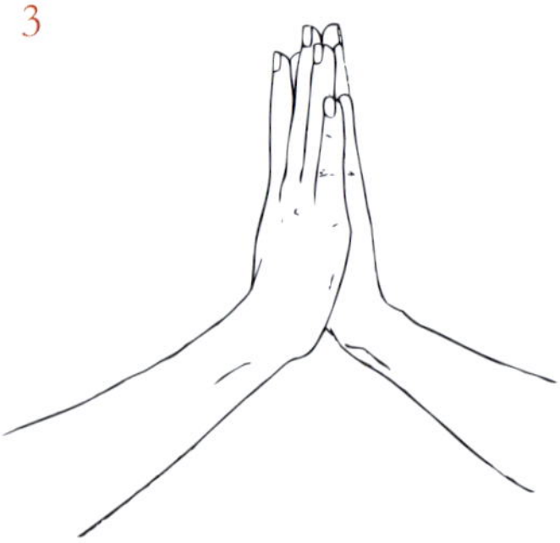

4

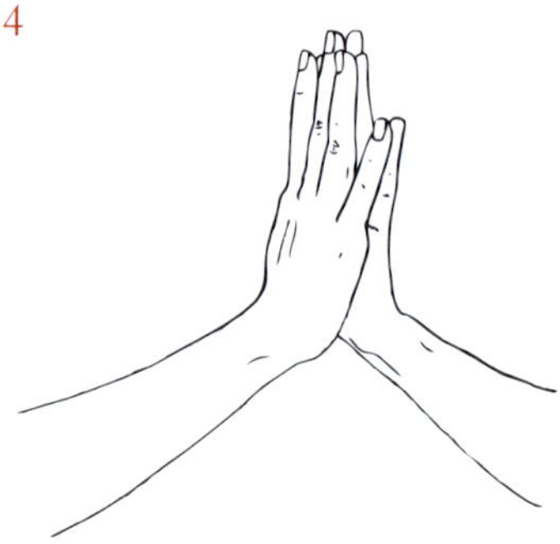

35 Der Apfel fällt vom Stamm

Stellen Sie sich aufrecht mit gerader Wirbelsäule so hin, als seien Sie am obersten Punkt des Kopfes am Himmel aufgehängt, ohne die Knie durchzustrecken. Stellen Sie beide Fußsohlen fest auf den Boden. Strecken Sie beide Hände mit den Handflächen nach unten aus und spreizen Sie die Kleinfinger nach außen, während Sie leicht in die Knie gehen. Männer sollten dies 49-mal, Frauen 36-mal ausführen. Diese Übung ist besonders bei Verstopfung hilfreich.

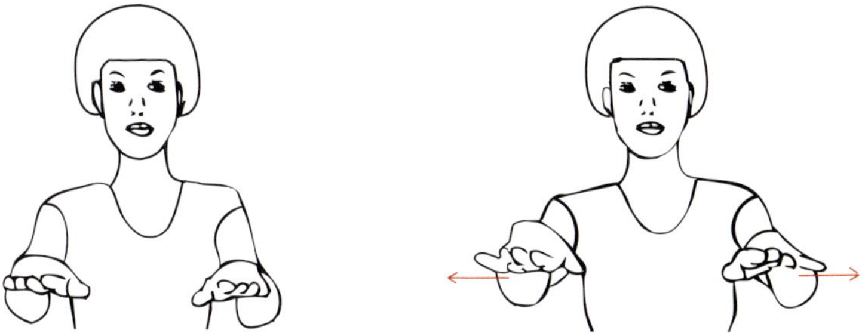

36 Der Vogel breitet seine Flügel aus

Überkreuzen Sie die Hände im Bereich des Handgelenks und drehen Sie sie dann zuerst 36-mal nach außen und anschließend 36-mal nach innen umeinander. Stimulierte Energiepunkte sind unter anderem Herz 6, Herz 7, Perikard 7 und Dreifach-Erwärmer 4 (siehe Seite 24, 26/27). Zeitgleich werden die Ellenbogengelenke geöffnet, die energetisch unter anderem mit den Kniegelenken zusammenhängen. Da Gelenke oftmals die Stellen sind, an denen sich das Qi im Körper staut, sorgt eine Öffnung der Gelenke stets für einen besseren Qi-Fluss im Körper.

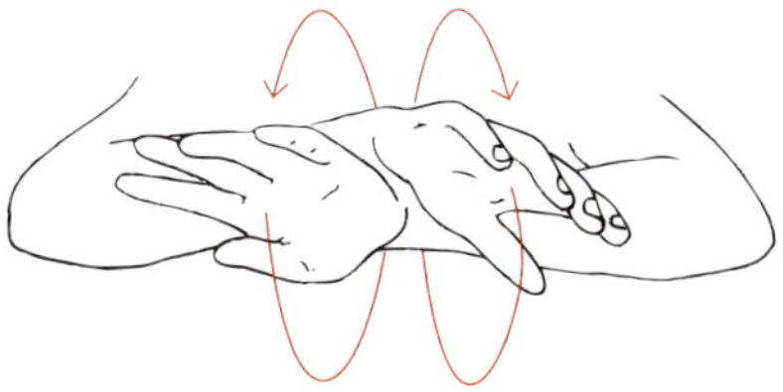

37 Die Blüte öffnet sich

Legen Sie jeweils einen Haushaltsgummi um die Finger einer jeden Hand und spannen Sie den Gummi auseinander. Spreizen und öffnen Sie die Finger dabei gleich einer Blüte und halten Sie die Spannung einige Sekunden lang.

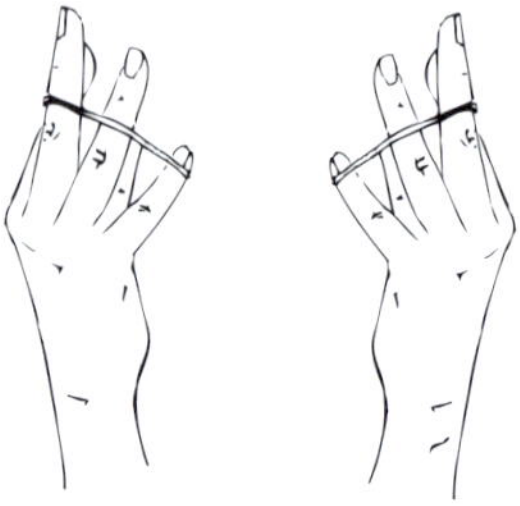

Dies unterstützt die Kraft und Beweglichkeit Ihrer Finger und unterstützt zeitgleich die Durchlässigkeit des Handgelenks. Beginnen Sie mit 3 und steigern Sie auf maximal 36 Wiederholungen. Sie können die Übung auch nacheinander (also nicht zeitgleich) an jeder Hand ausführen.

38 Ausgleichen von Yin und Yang

Heben Sie die Hände ungefähr auf Kinnhöhe und lassen die Handflächen zum Gesicht zeigen. Die Finger zeigen dabei nach oben. Nun rollen Sie die Finger der linken Hand nacheinander zu einer leichten Faust ein, wobei Sie mit dem kleinen Finger beginnen, und winkeln sie leicht im Gelenk an. Drehen Sie die geschlossene Hand in einer Halbkreisbewegung aus dem Handgelenk heraus nach außen, sodass der Handrücken nach oben beziehungsweise die Faust nach vorn zeigt (1). Nun öffnen Sie nacheinander wieder die Finger, wobei Sie jetzt mit dem Zeigefinger beginnen. Das Gelenk wird anschließend wieder gestreckt. Die Hand ist nun in der Endstellung geöffnet, die Finger zeigen nach oben und der Handrücken zum Körper. Drehen Sie nun die geöffnete Hand aus dem Handgelenk heraus nach innen, sodass anschließend wieder beide Handflächen zum Gesicht zeigen. Wiederholen Sie die

1

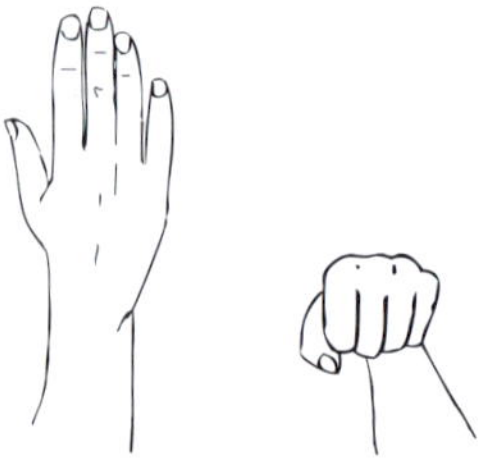

Bewegung. Während Sie dann die linke Faust (beginnend mit dem Zeigefinger) erneut öffnen, rollen Sie gleichzeitig (beginnend mit dem kleinen Finger) die Finger der rechten Hand ein (2–4). Drehen Sie nun die rechte Faust langsam nach außen, während sich die geöffnete linke Hand nach innen zum Gesicht hin dreht (5). Wiederholen Sie den beschriebenen Ablauf einige Minuten lang, wobei die Hände zeitlich versetzt immer dieselbe Bewegung ausführen (6–7). Versuchen Sie, immer schneller zu werden. Diese Übung kann auch sehr erfolgreich bei Konzentrationsschwäche oder Alzheimer eingesetzt werden.

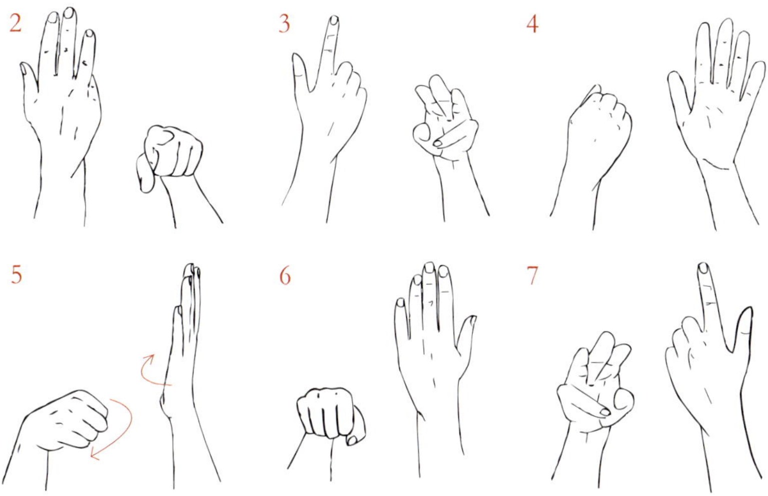

39 Finger spreizen

Strecken Sie Ihre Hände mit dem Handrücken zum Körper aus und spreizen Sie erst die kleinen Finger (1), dann kleinen und Ringfinger (2) und abschließend kleinen, Ring- und Mittelfinger gleichzeitig ab (3). Führen Sie dies insgesamt 36-mal aus (Illustrationen siehe Seite 82).

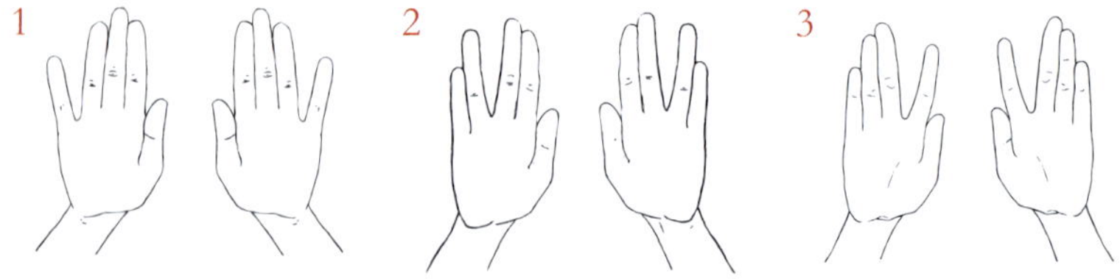

40 Der Maulwurf schaut aus vier Löchern

Strecken Sie den Daumen der rechten und den Zeigefinger der linken Hand aus (1). Strecken Sie nun den Daumen der linken und den Zeigefinger der rechten Hand aus (2). Wiederholen Sie dies einige Minuten lang und legen Sie mit der Zeit an Geschwindigkeit zu. Sehr gut ist diese Übung zur Schulung der Reaktions- und Koordinationsfähigkeit sowie zur Stärkung des Gehirns.

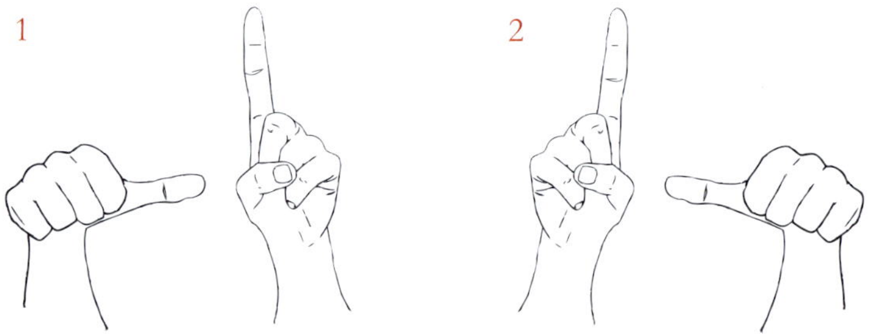

41 Der Affe spielt

Stellen Sie sich mit gerader Wirbelsäule so hin, als seien Sie am obersten Punkt des Kopfes am Himmel aufgehängt. Beide Fußsohlen sollten fest auf dem Boden aufliegen und die Knie leicht gebeugt sein. Greifen Sie mit Ihrer linken Hand über den Kopf hinweg an das rechte Ohr und ziehen Sie es 14-mal nach oben. Atmen Sie bei jedem Hochziehen ein und aus, wenn Sie es wieder loslassen. Wiederholen Sie dies analog auf der anderen Seite. Diese Übung bietet sich unter anderem bei Nierenleiden an.

Kleine Übungen zum Schluss

Wenn Kinder hinfallen, empfiehlt sich zur Stärkung des Rückens folgende Übung: Greifen Sie einen Daumen Ihres Kindes mit Ihrem Zeigefinger und Daumen und fahren Sie mit Ihrem Daumen und mit mittlerem Druck die Außenseite des Kinddaumens ab. Die Richtung ist hierbei immer von der Fingerspitze zum Daumengelenk des Kindes.

Bei Babys empfiehlt sich ein kurzes (maximal 20 bis 30 Sekunden dauerndes) und sehr sanftes Drücken der folgenden Energiepunkte an beiden Händen (1) und Füßen (2), wobei die Punkte nacheinander, nicht gleichzeitig gedrückt werden: zur Beruhigung Punkt 1, bei Koliken Punkt 2, bei Durchfall Punkt 3.

1

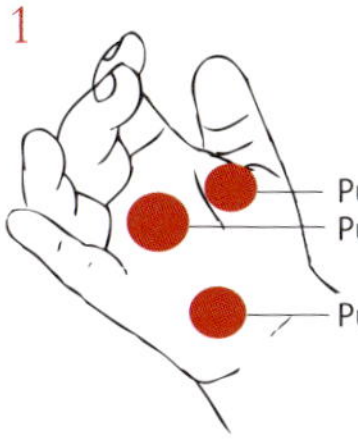

2

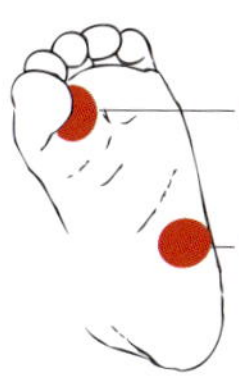

Auch das Massieren der Sifeng-Punkte (Seite 30) wirkt vorbeugend und unterstützend bei Verdauungsstörungen von Babys und Kleinkindern.

Fahren Sie bei Verstopfungen mehrmals täglich einige Minuten den Zeigefinger entlang, und zwar seitlich von Fingergelenk zu Fingerspitze. In die entgegengesetzte Richtung, also von der Fingerspitze zum Fingergelenk, massieren Sie die Seiten des Zeigefingers bei Durchfall.

Fahren Sie bei Zahnschmerzen mehrmals täglich den kleinen Finger von der Fingerspitze zum Fingergelenk entlang und massieren Sie den Punkt Di4 (Seite 23).

Fahren Sie bei hohem Blutdruck mehrmals täglich einige Minuten den Mittelfinger seitlich von Fingergelenk zu Fingerspitze entlang, bei niedrigem Blutdruck von der Fingerspitze zum Fingergelenk. Drücken Sie in beiden Fällen anschließend nacheinander mehrere Minuten lang fest auf den inneren Nagelfalz am Nagelbett von Mittel- und kleinem Finger und führen die Übung „Handgelenke klopfen" (Seite 63) durch.

Bei rheumatischen und Gelenkbeschwerden drücken Sie die Mittelglieder der Finger auf der Handrückenseite in folgender Reihenfolge jeweils einige Minuten lang: Ringfinger, Daumen, Mittelfinger, Zeigefinger, Kleinfinger.

Bei Bauchschmerzen stellen Sie sich in der Handfläche eine horizontale Linie auf Höhe der Daumenfalte und eine senkrecht verlaufende zwischen Mittel- und Ringfinger vor. Drücken Sie den Bereich zwischen dem Handgelenk und dem Punkt, an dem sich die beiden Linien treffen. Verbleiben Sie länger an der Stelle, die hier am empfindlichsten ist.

Bei Lungenbeschwerden fahren Sie die obere Handflächenhälfte in senkrechten parallelen Linien (vom Handgelenk Richtung Fingergelenk) von der radialen Seite ausgehend nach oben sowie anschließend von der ulnaren Seite ausgehend, dann auf dieselbe Weise die obere Handrückenhälfte von den Fingern in Richtung Handgelenk (Erklärung der radialen und ulnaren Seite siehe Seite 73).

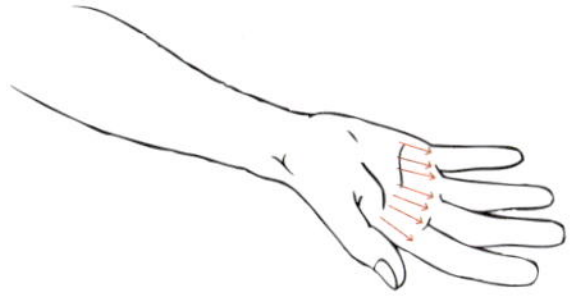

Bei Schmerzen im Schulterbereich hilft es, wenn Sie die Handfläche auf Höhe des Kleinfingergrundgelenks von der Handaußenseite in Richtung der anderen Handseite kräftig streichen. Streichen Sie dabei nur ein kurzes Stück und wiederholen Sie dies noch einmal eine Daumenbreite tiefer. Unterstützend wirkt auch der Punkt Jiandian (Seite 28). Auf dem Handrücken befinden sich zudem zwei Punkte, die Sie bei Verspannungen im Schulter- und Nackenbereich nacheinander drücken können. Für die entkrampfende und schmerzstillende Wirkung sollten Sie jeweils etwa drei Minuten lang auf die Punkte drücken und es im akuten Fall mehrmals täglich versuchen.

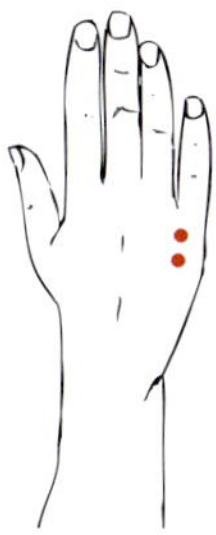

Nach einer Steißbeinprellung fördert es die Heilung, wenn Sie einige Minuten lang auf den Bereich Druck ausüben, der sich auf der Daumenseite am Handgelenk befindet. Zudem können Sie Ihre linke Hand mit Zeige-, Mittel-, Ring- und kleinem Finger der anderen Hand so umfassen, dass sich der rechte Kleinfinger etwa am Handgelenk befindet, der rechte Zeigefinger etwa am Grundgelenk des Daumens. Rechter Ring- und Mittelfinger liegen zwischen den beiden, sodass alle vier Finger eng nebeneinander aufliegen. Üben Sie nun Druck auf die Daumenseite aus.

Zusatzübung
Akupunkturmassage bei Fieber

Yin- und Yang-Kräfte des Körpers sind im Idealfall im Gleichgewicht und einem ständigen Wandel unterworfen. Steigt eine der beiden Kräfte aber zu stark an, führt dies zu Beschwerden und Erkrankungen, da das Energiegleichgewicht des Körpers nicht mehr ausgeglichen ist. Sobald eine Kraft ihr Maximum erreicht, geht sie in die andere über. Dieses natürliche Prinzip lässt sich wundervoll am Tagesrhythmus beobachten. Die Yang-Kraft erhöht sich stetig bis mittags, wenn sie wie die Sonne ihr Maximum erreicht, um anschließend wieder abzunehmen. Die Yin-Kraft steigt stetig an, bis sie wiederum ihr Maximum um Mitternacht erreicht. Ähnlich verhält es sich bei Fieberzuständen. Die Yang-Kräfte des Körpers steigen durch ein Energieungleichgewicht anfangs stark an und bringen nach kurzer Zeit das Yin des Körpers ebenfalls dazu, sich zu erhöhen, um den Anstieg auszugleichen. Deutlich wird dies durch das Schwitzen. Bildlich gesehen, versucht der Körper das Feuer (Hitze, Yang) mit Wasser (Schwitzen, Yin) zu löschen. Hält das Fieber einige Tage an, verbraucht sich das angestiegene und dadurch aus dem Gleichgewicht gekommene Yin, was wiederum zu körperlicher Schwäche führt. Yin fällt ab einem bestimmten Zeitpunkt wieder ab, und die Yang-Kraft steigt so lange an, bis sie ihr Maximum erreicht. Ab diesem Zeitpunkt wandelt sie sich in Yin. Wird das Yang jedoch sofort am ersten Fiebertag auf sein Maximum erhöht, kann das Fieber fallen, solange sich das Yin noch in einem harmonisierteren Zustand befindet – und nicht, wie oben beschrieben, zum Energieausgleich steigt und sich dadurch so sehr aufbraucht, dass es anschließend unter sein „Gleichgewichtslevel" fällt.

Dadurch benötigt man nach dem Fieber nur einige Stunden, um sich wieder gut zu fühlen, und nicht mehrere Tage bis zu einer Woche. Führen Sie die folgende Übung daher möglichst im Frühstadium des Fiebers durch.

Drücken Sie fest auf den Akupunkturpunkt Dickdarm 11 (1) und kreisen zeitgleich einige Minuten lang langsam im Uhrzeigersinn. Drücken Sie eine Minute auf diesen Punkt und gehen Sie dabei bei jeder Ausatmung tiefer. Führen Sie nun die beschriebene Massage an dem anderen Arm durch und wiederholen Sie die Übung in regelmäßigen Zeitabständen, bis das Fieber zu sinken beginnt. Gerne können Sie zusätzlich vor dieser Massage etwa eine Minute mit Zeige- und Mittelfinger auf den Akupunkturpunkt Gallenblase 20 (2) drücken. Er befindet sich symmetrisch auf beiden Seiten des Kopfes. Drücken Sie ihn nicht auf beiden Seiten gleichzeitig, sondern erst auf der einen, dann auf der anderen Seite. Wenn man sich zu schwach fühlt, kann die Massage auch von jemand anderem durchgeführt werden beziehungsweise in solchen Fällen auch im Liegen. Die beste Wirkung zeigt sich allerdings im Sitzen (Haltung siehe Seite 34/35). Dies ist möglich, wenn man die Übung gleich im Frühstadium durchführt.

1

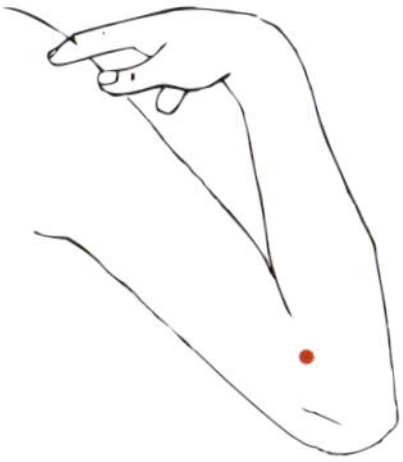

2

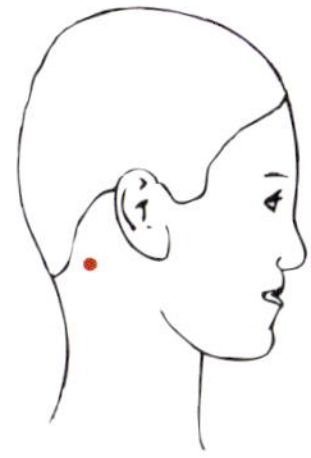

Gesunde Hände

Eine Möglichkeit, die Fingerfertigkeit zu stärken, ist beispielsweise das Origami. In Japan wird diese mit Händen geschaffene Papierkunst oftmals auch in Kurkliniken und Altersheimen angeboten, da sie über die Fingerbewegungen auch das Gehirn fördert und stärkt. Wie sehr sich Fingerfertigkeit auf die Gehirnfähigkeit auswirkt, zeigt sich unter anderem auch bei Kindern, die früh ein Musikinstrument erlernen. Statistisch gesehen, fällt solchen Kindern das Lernen in der Schule leichter. Genauso können Sie das Lernen jedoch auch mit Finger-Qigong fördern.

Kümmern Sie sich um Ihre Hände. Besonders in der kalten und rauen Jahreszeit können Sie sich etwas Gutes tun, indem Sie auf Ihre Hände achten und sie pflegen. Dazu müssen Sie nicht unbedingt viel Geld für teure Cremes und Salben ausgeben – stellen Sie alles schnell und kostengünstig selbst her. Und vor allem: ohne künstliche Zusatzstoffe, die Ihren Körper langfristig schädigen. Gegen trockene und rissige Hände hilft es, sechs bis sieben Möhren fein zu raspeln und mit Olivenöl zu einem dickflüssigen Brei zu verrühren. Tragen Sie diese Maske auf die Hände auf und lassen Sie sie etwa zehn Minuten einwirken. Alternativ kann man vier Karotten mit acht Esslöffeln Quark mischen und als Maske auftragen.

Eine hilfreiche Pflanze für den Winter ist die Eichenrinde. Sind Ihre Hände und Finger oft gerötet, kochen Sie die Eichenrinde mit etwas Wasser auf, lassen das Ganze bis zu fünf Minuten kochen und legen Ihre Hände anschließend in das (nicht mehr heiße) Wasser, bis es ausgekühlt ist. Umschläge und Bäder mit Eichenrindentee helfen zudem auch bei schlecht heilenden Wunden, Ekzemen und Krampfadern sowie Frostschäden. Auch reines Kokosöl ist bei Ekzemen äußerst empfehlenswert.

Bei geschwollenen Fingern kann folgender Umschlag helfen: Mischen Sie 5 Tropfen Zitronenöl mit 250 Millilitern Milch, tauchen Sie ein Tuch ein, wringen es aus und wickeln Sie anschließend für etwa zehn Minuten Ihre Finger und Hände darin ein.

Empfehlenswert ist es auch, wenn Sie zwei Handvoll Malvenblätter für einen halben Tag einweichen, erwärmen und Ihre Hände für 15 bis 30 Minuten in das Bad legen.

Stärkend für die Nägel ist ein Bad aus 50 Gramm fein pürierten Mandeln und so viel heißer Milch, dass sie zu einem cremigen Brei vermischt werden können. Aus Südamerika stammt folgendes Rezept für glänzende Nägel: Zwei Teelöffel Candelillawachs mit zwei Tropfen Limette und jeweils einem Tropfen Jojobaöl und Neem-Extrakt mischen und einmassieren.

Die Sieben-Tage-Verjüngungskur verleiht Händen ein frisches, jugendliches Aussehen: Geben Sie dazu etwa 20 Tropfen ätherisches Zitronenöl in 40 Milliliter Rizinusöl und bewahren Sie die Mischung in einer braunen oder violetten Flasche auf, da die Tinktur so vor schädlichem Lichteinfall geschützt ist. Massieren Sie täglich einige Tropfen in die Haut ein. Alternativ können Sie auch Zitronensaft pur auf die Hände auftragen (nicht abwaschen!).

Register für Beschwerden

Die folgende Auflistung zeigt, welche Übungen bei den jeweiligen Beschwerden besonders zu empfehlen sind. Angegeben ist jeweils die Nummer der Übung, bei Übungsvarianten die Seitenzahl. Weitere Beschwerdebilder entnehmen Sie bitte den Beschreibungen ab Seite 22 (Akupunkturpunkte an den Händen).

Quellen

Gera, Bernadett: Guolin Qigong, Irisiana Verlag 2014

Gleditsch, Jochen M.: Reflexzonen und Somatotopien, 9. Auflage, Urban & Fischer Verlag 2005

Kubiena, Gertrude, Mosch-Kang, You Song: Koreanische und chinesische Handakupunktur, 2. Auflage, Wilhelm Maudrich Verlag 2002

Schwegler, Johann S.: Der Mensch – Anatomie und Physiologie, 5. Auflage, Thieme Verlag 2011

www.ca1.ch

Danksagung

Ich danke meinen Eltern für ihre immerwährende Liebe und intensive Freundschaft. Meiner Mutter widme ich dieses Buch in tiefer Liebe und großer Ehrfurcht vor ihrer Herzlichkeit, Fürsorge und Willensstärke. Ich freue mich, dass unsere Seelen sich in diesem Leben gefunden haben und ich in dir meine beste Freundin gefunden habe, die mit großer Warmherzigkeit all die Jahre immer neben mir stand und mich unterstützt. Du warst der Grund dafür, dass ich begann, den Weg des Qigong und anderer Heilkünste auf diese Weise zu beschreiten, und nun das Wissen in meinen Büchern und in meinem Unterricht weitergebe. Der Dank meiner Schüler gebührt somit dir.

Meinem Vater danke ich für die Verbindung, die wir miteinander haben, und für den ersten Einstieg in die Welt der Kampfkünste und des Qigong. Dir, unseren Freunden sowie Kam danke ich für die hier vorgestellten Übungen, die eine Kindheit bereichern können.

Meinem Lehrer danke ich für die ständige intensive Unterstützung und den Glauben an mich. Dir habe ich meine innere Entwicklung und vieles mehr zu verdanken. Durch dich habe ich den Weg einschlagen, den ich gehe – du warst sowohl der Wegweiser für Qigong als auch für meine innere Entwicklung. Wohin mich der Weg auch führen mag, die Schuhe und den ersten Fingerzeig verdanke ich dir. Ich danke dir von Herzen für die Impulse und dafür, dass du uns ununterbrochen zeigst, wie eine ernsthafte Suche und innere Freiheit aussieht. Ich danke dafür, dein Schüler zu sein.

Einen herzlichen Dank an David für die gemeinsame Zeit und Isartage, das „Aufwecken“ und die dabei immerwährende Geduld und den zeitgleichen Humor. Durch dich habe ich erfahren, was wahre Partnerschaft bedeutet und welches Potenzial für die innere Entwicklung darin stecken kann.

Kam, Jumin und Tjoeng danke ich für den intensiven Unterricht und unsere Begegnungen. Jumin hat mir viele „Geheimnisse des Qis“ nähergebracht, und zudem habe ich durch ihn einen herzlichen und wunderbaren Menschen kennengelernt. Von ihm stammt die in diesem Buch beschriebene Entspannungsübung mithilfe der Visualisierung eines Wasserfalls. Auch Tjoeng danke ich für die so warmherzige und freundschaftliche Begegnung, die wir von Anfang an hatten, und die Unterstützung und Gespräche. Ich danke euch für die Freundschaft.

Emilia für deine Liebe, Unterstützung und unsere Verbindung.

Sybille, den Dichtern, Rita und Jozsef für die jahrelange Freundschaft.

Gisela für die Unterstützung in meinen Anfängen als Lehrerin und unsere so herzliche Freundschaft.

Wolfgang und Jutta für die aufopfernde Unterstützung meiner Mutter in schwierigen Zeiten.

Sarah Gast für den herzlichen Kontakt. Ich freue mich, mit dir zusammenarbeiten zu können. Die Freude an meinen Büchern steigt stets durch deine intensive und freundschaftliche Betreuung.

Einen Dank auch an das weitere Redaktions- und Herstellungsteam für die Unterstützung und Zusammenarbeit (besonderer Dank an Doortje Cramer-Scharnagl) an diesem Buch sowie allen Menschen, denen ich bislang begegnet bin oder deren Werke ich gelesen habe – für die Möglichkeit, von ihnen zu lernen und zu wachsen.

Besonderen Dank auch an meine Schüler, von denen ich stets genauso lerne wie sie von mir, für die herzlichen Begegnungen und entstandenen Freundschaften. Es ist eine Freude und Bereicherung, euch unterrichten zu dürfen, und ich danke euch dafür, dass ihr dazu beitragt, wertvolles Wissen zu erhalten und/oder weiterzuverbreiten. Vielen Dank, dass ihr mich auf meinem Weg begleitet, und für die Offenheit und das Vertrauen, mich an eurem Leben teilhaben zu lassen.

Die Autorin

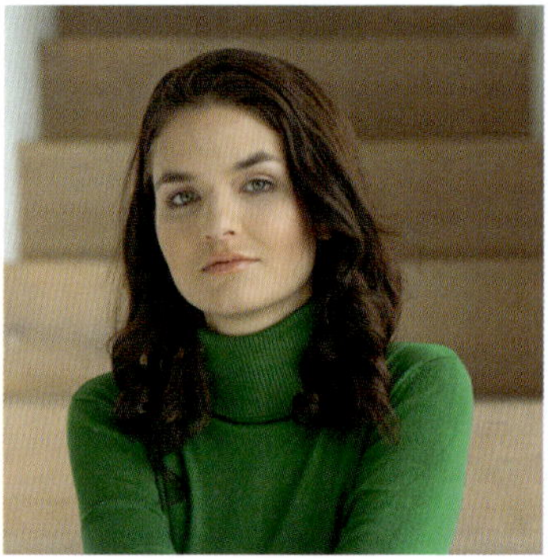

Bernadett Gera hatte bereits in frühem Kindesalter über ihren Vater Kontakt zu östlicher Medizin. Er praktizierte die asiatische Kampfsportart Judo auf olympischem Niveau, lehrte es nach seinem Rückzug aus dem internationalen Wettkampfbetrieb und führte auch Bernadett Gera in die Kunst der Akupressur, der Kampfkünste und in die Grundlagen der traditionellen chinesischen und tibetischen Medizin ein. Bernadett Gera ließ dieses Wissen jedoch vorerst ruhen, studierte Ingenieurwesen und arbeitete bei dem größten Luft- und Raumfahrtkonzern Europas EADS. Als eine schwere und fortgeschrittene Krebserkrankung bei ihrer Mutter diagnostiziert wurde, setzte sie sich intensiv mit unterschiedlichen Behandlungsmöglichkeiten, Krankheitsursachen und Heilungsmöglichkeiten auseinander. Um daoistische und traditionelle chinesische Medizintexte im Original lesen zu können, absolvierte sie zusätzlich ein Sinologiestudium und belegte im Nebenfach Seminare zur Kulturgeschichte der Medizin sowie zu südostasiatischen Studien. Schließlich zog sie sich gänzlich aus der Ingenieurstätigkeit zurück und arbeitet heute als Qigong-Lehrerin und Therapeutin.

Weitere Informationen unter www.bernadettgera.de

IMPRESSUM

9. Auflage

einem Unternehmen der Penguin Random House Verlagsgruppe GmbH,
München Neumarkter Straße 28, 81673 München
produktsicherheit@penguinrandomhouse.de
(Vorstehende Angaben sind zugleich Pflichtinformationen nach GPSR)

Projektleitung: Sarah Gast

Redaktion: Dr. Doortje Cramer-Scharnagl, Edewecht

Satz: Ute Fründt, München

Layout: Claudia Hautkappe, München

Umschlaggestaltung: Geviert, Grafik & Typografie

Umschlagmotiv: © Bernadett Gera

Lithografie: Helio Repro GmbH, München

Druck und Bindung: PB tisk, Pribam

Printed in Czech Republic

ISBN: 978-3-424-15292-0

Bildnachweis
Illustrationen: Bernadett Gera, Auswahl der chinesischen Zeichen durch Jumin Chen
Foto der Autorin: Irisiana Verlag/Christian M. Weiss

Weitere Bücher der Autorin

Energetische Fingerübungen

Konzentration fördern, Stress abbauen, Beschwerden lindern.

ISBN 978-3-424-15330-9

Fuß-Qigong

Einfache Energieübungen für die Füße.

ISBN 978-3-424-15344-6

Qigong für Frauen

Sanfte Übungen für das hormonelle Gleichgewicht.

ISBN 978-3-424-15357-6

Qigong für die Augen

Mit sanften Übungen die Sehkraft stärken.

ISBN 978-3-424-15388-0

Die heilende Kraft des stillen Stehens

Blockaden lösen, Beweglichkeit fördern, Körperbewusstsein steigern.

ISBN 978-3-424-15393-4

Emotionale Balance finden

Mit der Traditionellen Chinesischen Medizin Gefühle verstehen und integrieren.

ISBN 978-3-424-15432-0

Qigong für die Ohren

Sanfte Hilfe bei Ohrenbeschwerden und zur Stärkung des Hörvermögens.

ISBN 978-3-424-15465-8